病院前
救急医学

●編著
小濱啓次
川崎医科大学名誉教授

へるす出版

はじめに

　病院前救急医学（prehospital acute medicine）という用語は，多くの読者の皆さまにとって，聞きなれない用語・言葉かもしれない．

　医師は今まで医療機関のなかにいて，傷病者の来院を待っているのが当たり前の話であったが，救命救急センターが全国に配備されたことによって，重症傷病者には，できるだけ早く処置・治療を開始しなければ，救命にはつながらないことが，多くの医師，とくに救急医学を専業とする医師に理解されるようになり，ドクターヘリ，ドクターカー，災害派遣医療チーム（disaster medical assistance team；DMAT）などにみられるように，具体的に病院前での医療が全国各地で行われるようになってきた．

　本書は病院前における診療，システム，教育などをまとめて，『病院前救急医学』という新たな1冊の医学書にしたものである．

　これからは，医師も積極的に医療機関外に出て，病院前で診療を行い，重症傷病者の救命に努力することは，救急医の使命ともいえる．

　昭和38（1963）年に「消防法」の一部が改正され，傷病者を傷病者発生現場から医療機関に搬送する救急業務（搬送業務）が，消防業務と同様に政令に定める市町村に義務づけられて以来，搬送業務はすべて，医師の関与しない救急業務として消防機関に委ねられ，救急医療ではなく，救急業務として行われてきた．

　その後，救急業務（搬送業務）に認められた応急手当だけでは，重症傷病者の予後の改善や救命率が，欧米諸国の結果と比較して著しく悪く，傷病者の救命につながらない，ということから，当時の厚生省は「救急医療体制基本問題検討会」を平成元（1989）年に設置し，協議の結果，平成3（1991）年に現場および搬送途上における傷病者の予後の改善，救命率の向上を目的として，「救急救命士法」を制定，公布，施行し，傷病者の予後の改善と救命率の向上を図ろうとした．

　筆者もこの検討会に参加して，救急救命士の創設に関与した．この制度の創設によって，救急隊員の医療レベルが著しく向上し，さらに「救急救命士法」制定後に行われた気道確保の方法としての気管チューブの使用，アドレナリン投与などの救急業務の拡大（医行為）によって，救急業務としての搬送業務が救急医療に近づきつつあるのは事実であろう．

　しかし，救急救命士の制度発足以来，救急救命士の制度，業務の拡大（気管挿管，薬剤投与）によって，本当に予後の改善，救命率の向上が得られたのかの公的な検証・検討は，いまだに行われていない．

　なぜ筆者が救急業務拡大の可否にこだわるかというと，病院前における気管挿管，アドレナリンの実施・使用が，認可前に行われた厚生行政科学研究（委員長：平澤博之千葉大学大学院医学研究院救急集中治療医学名誉教授）において，気管挿管もアドレナリンも心肺停止（cardiopulmonary arrest；CPA）の傷病者に病院前において施行・投与して，効果がある

はじめに

いう世界中の研究結果は得られなかったのに，気管挿管，アドレナリンなど業務拡大が行われているからである。本来ならば少なくとも5年以内に，公的な検証が行われるべきである。しかし今もって公的な検討は行われていない。問題は，業務の拡大によって本来の業務である医療機関への搬送時間が少なくとも10分は遅くなっていることである。言い換えると，病院前での救急救命士による業務の拡大がただちに医療機関に搬送した場合より，救命率の向上があるとの検証がなされていないのである。ウツタイン様式による調査結果から，気管挿管した事例としない事例との間に救命率に優位差が認められなかったという検証がある。しかし，その検証に対する公的な見解は発表されていない。

大阪大学医学部附属病院に昭和42（1967）年に特殊救急部ができ，そこにわが国で初めての救急診療専従の救急医が勤務するまで，病院に救急部はあっても，そこに救急部専属の医師は兼務としてはいても，専従の医師はいなかった。救急部は，傷病者を各科に搬送するための場所だったのである。

特殊救急部には，重症傷病者（外傷）に対応するため，多くの医療機器が配備されるとともに，各科（一般外科，脳外科，整形外科，消化器外科，麻酔科など）の救急診療専従の医師が配置され，早期に診断・治療を開始することによって，多くの重症傷病者の予後が改善され，救命されることが判明した〔特殊救急部の創設は，当時激増していた交通事故や労働災害による重症傷病者を救命するために，大阪府が，大阪大学に3億円の施設備品を寄付したことによる。よって特殊救急部には，外科系の医師が集められ，外傷外科，災害外科ともいわれた。このことは，米国の救急医学（emergency medicine）と大きく異なるところである〕。

特殊救急部の創設は，昭和52（1977）年に，当時の厚生省が行った新たな救急医療体制の整備において，重症傷病者を治療する施設である三次救急医療施設としての救命救急センターの全国配備につながり，大学病院をはじめとする多くの総合病院に救命救急センターが，重症傷病者に対応する施設として配備されることにつながった。

このことによって，救急部が救命救急センターになり（従来あった救急部を残している病院も多々あるが），重症傷病者の診断・治療がただちに救急部で行われるようになった。

救命救急センターの全国配備は，重装備の救急外来と同時に救急診療専従の医師を全国的に増加させた。また，救命救急センターの配備は，外傷外科学（traumatology），救命治療医学（critical care medicine）という新しい医学領域を救急医学のなかに創った。さらに，阪神・淡路大震災は，地震が発生するまで医学教育のなかにあまり取り入れられていなかった災害医学（disaster medicine）という医学を救急医学のなかに取り入れた。災害医学も医師が医療機関の外に出て診療を行う医療であり，病院前救急医学のなかで大きな領域を占めている。

本書では，最初に筆者が，①病院前救急医学の全体像を述べ，その後に，これらを②病院前診療体制（ドクターヘリ，ドクターカー，DMATなど），③病院前救急医学教育（ACLS，

JATEC，JPTECなど）の3つに分け，それぞれについて第一線で活躍されている先生方に詳しく述べていただくことにした．

　救急診療を行う救急専従の医師が全国に広がることによって，当然の結果として，より早く重症傷病者の発生現場に行き，診断と治療をより早く適切に行い，多くの傷病者を救命しようとする医師を増加させた．これが具体的な形として現れたのがドクターカーであり，ドクターヘリである．

　災害発生時にただちに災害発生現場に出動し，重症傷病者を救命しようという国により創設，制度化されたDMATもこの範疇に入れることができる．これらを病院前救急医学としてまとめたのが1章「救急医療総論」の表1−1であり，本書である．

　病院前救急医学の領域は，今後，救急医学の新しい領域としてますますその重要性が増し，救急医学教育のなかで大きな比率を占めるようになるものと思われる．

　病院前においては，当然のこととして救急隊員との関連が生じるが，ここでは医師が，救急医学の専門領域としての病院前救急医学を確立するために，救急隊員に関連する事項は，必要なもの以外は，あえて項目として取り上げていない．

　筆者は，救急救命士の特定行為を拡大するのではなく，医師が救急患者発生現場に行き，そこで救急隊員と協力して傷病者の救命にあたることが，医師のあるべき姿であり，このことが傷病者にとっても，救急救命士にとっても，もっとも有益なことであると思っている．これが本来の救急隊員に対するMC（メディカルコントロール）である．病院前救急医学としてあるべき"救急現場での医師としての対応"であると考えている．救急隊員（救急救命士）の特定行為の拡大には，資格としても当然のこととして限界がある．

　市民の救命を医学・医療として考えるならば，医師が現場に行き，傷病者の救命に救急隊員とともにあたることが，医師としての使命であり，市民が希望する医療でもある．医師の少ない時に，病院外に出て傷病者の救命行為をすることは，不可能であるとの意見もあるが，医師の少ない地方の医療機関においては，ドクターヘリやドクターカーの運航（行）が毎日行われ，傷病者救命のために，多くの医師が努力している．医師の多い都市部においては，当然のこととしてドクターカーを制度として運行し，傷病者の救命に努めるのが医師，とくに救急医の使命であると思っている．都市部においては，救急救命士の業務の拡大を行うのではなく，ドクターカーの充実を早急に図るべきと考える．このことがもっとも傷病者の予後を改善し，救命率の向上につながる．

　より早く救急患者発生現場に行き，適切な診断・治療を行い，救急隊員と協力しながら重症の傷病者を救命するという医学が，病院前救急医学がもっとも目的とするところである．

　この領域を確立するために，筆者は，平成18（2006）年12月15日に第1回病院前救急診療研究会を医師だけの研究会として創設した．その後この研究会は，平成23（2011）年に「日本病院前救急診療医学会」と名称変更がなされた．この学会をあえて医師だけの学会にしたのは，救急救命士の特定行為（医行為）が拡大されることによって，大学の専門医か

はじめに

ら救急医は救急救命士と同じレベルの医師，と思われるのを防ぎ，病院前救急医学を業務ではなく，医学・医療として完成させ，医学教育に取り入れるためでもある。

本書が病院前における傷病者の救命に，予後の改善に役立つことを強く願っている。

平成 26 年 8 月 15 日

倉敷にて編著者　小濱啓次

【参考資料】

1) 小濱啓次：わが国における病院前救急診療の歴史．救急医学 2009；33：499-502.
2) 総務省消防庁：救急救助の現況，平成 24 年度版．2013.
   http://www.fdma.go.jp/neuter/topics/fieldList9_3_2012.html
3) 平澤博之（主任研究者）：救急救命士による適切な気道確保に関する研究．厚生労働省科学研究費補助金，厚生科学特別研究事業，平成 13 年度総括研究報告書，2002.
4) 小濱啓次：救急医療改革―役割分担，連携，集約化と分散．東京法令出版，東京，2008.
5) 小濱啓次：救急医療 40 年―救急医学，救急医療改革への道程．へるす出版，東京，2011.

執筆者一覧

編 者
小 濱 啓 次　　　川崎医科大学

執 筆 者（50音順）
浅 井 康 文　　　医療法人雄心会函館新都市病院
大 友 康 裕　　　東京医科歯科大学大学院
甲 斐 達 朗　　　大阪府済生会千里病院
笠 原 真 弓　　　浜松医療センター
金　　　　弘　　　医療法人弘仁会板倉病院
熊 田 恵 介　　　岐阜大学大学院
小 池 伸 亨　　　前橋赤十字病院
小 濱 啓 次　　　川崎医科大学
佐 伯 悦 彦　　　東京医科大学病院
佐 藤 憲 明　　　日本医科大学付属病院
菅 原 美 樹　　　札幌市立大学
髙 山 隼 人　　　国立病院機構長崎医療センター
中 川　　　隆　　　愛知医科大学病院
中 野　　　浩　　　岡崎市民病院
野 口　　　宏　　　愛知県救急医療情報センター
箱 崎 恵 理　　　千葉県救急医療センター
林　　　靖 之　　　大阪府済生会千里病院
増 山 純 二　　　日本赤十字九州国際看護大学
松 本　　　尚　　　日本医科大学
山 下 典 雄　　　久留米大学病院
山 本 保 博　　　医療法人社団大坪会東和病院
横 田 順一朗　　　市立堺病院
吉 永 雄 一　　　大阪府済生会千里病院

目 次

はじめに ……………………………………………… 小濱　啓次

1章　病院前救急医学総論 ……………………………… 小濱　啓次　1

2章　病院前救急診療体制 ……………………………………… 23
1）ドクターヘリ ……………………………………… 山下　典雄　23
2）消防防災ヘリ ……………………………………… 熊田　恵介　35
3）ドクターカー ……………………………………………… 44
　（1）病院車を用いたドクターカー
　　　　　………………… 甲斐　達朗・林　靖之・吉永　雄一　44
　（2）高規格救急車を用いたドクターカー ……………… 金　　弘　54
　（3）ラピッドカー …………………………………… 松本　尚　62
4）災害医療 ……………………………………………………… 68
　（1）DMAT ……………………………………………… 大友　康裕　68
　（2）JMAT ……………………………………………… 小濱　啓次　76
　（3）JDR医療チーム ………………………… 山本　保博・浅井　康文　78
　（4）災害医療におけるメディカルラリー …………… 林　靖之　83

3章　病院前救命救急医学教育……………………………………87
  1）ACLS ……………………………………中川　　隆・中野　　浩　87
  2）JATEC™ ………………………………………………横田順一朗　97
  3）JPTEC™ …………………………………………………髙山　隼人　113
  4）JNTEC™
      …………佐藤　憲明・菅原　美樹・佐伯　悦彦・増山　純二
           小池　伸亨・笠原　真弓・箱崎　恵理　121

4章　メディカルコントロール体制……………………横田順一朗　133

5章　ERと総合診療センター……………………………小濱　啓次　145

6章　救命救急センターの役割…………………………野口　　宏　149

  おわりに……………………………………………………小濱　啓次　153

  索引……………………………………………………………………154

主な略語一覧

ACLS：Advanced Cardiovascular Life Support（二次救命処置または二次心肺蘇生法）
ALS：Advanced Life Support（二次救命処置）
BLS：Basic Life Support（一次救命処置）
CoSTR：International Consensus Conference on Cardiopulmonary Resuscitation and Emergency Cardiovascular Care Science with Treatment Recommendations（心肺蘇生と救急心血管治療のための科学と治療の推奨にかかわる国際コンセンサス）
CPR：Cardiopulmonary Resuscitation（心肺蘇生法）
CSM：Confined Space Medicine（瓦礫の下の医療）
　※がけ崩れや家屋の倒壊により被災者がそのなかに閉じ込められた時，その被害者を救出する医療をいう
DMAT：Disaster Medical Assistance Team（災害派遣医療チーム）
ER：Emergency Room（救急部）
　※救命治療室との訳もあるが，救急部が相当していると思われる。わが国の救急部は来院する傷病者の数が少ない
ICLS：Immediate Cardiac Life Support
　※一般社団法人日本救急医学会のICLSのウェブサイトをみてもICLSに対応する日本語は出ていない。『医療従事者のための蘇生トレーニングコースです。緊急性の高い病態のうち，とくに「突然の心停止に対する最初の10分間の対応と適切なチーム蘇生」を習得することを目標としています』と紹介されている
ILCOR：International Liaison Committee On Resuscitation（国際蘇生連絡協議会）
ISLS：Immediate Stroke Life Support（神経救急蘇生）
ITLS：International Trauma Life Support（国際外傷救命処置）
JATEC™：Japan Trauma Evaluation and Care（外傷初期診療ガイドライン）
JDR：Japan Disaster Relief Team（国際緊急援助隊）
JMAT：Japan Medical Association Team（日本医師会災害医療チーム）
JNTEC™：Japan Nursing for Trauma Evaluation and Care（外傷初期看護ガイドライン）
JPTEC™：Japan Prehospital Trauma Evaluation and Care（病院前外傷初期救護ガイドライン）
JRC：Japan Resuscitation Council（日本蘇生協議会）
MCLS：Mass Casualty Life Support（多数傷病者への医療対応）
PSLS：Prehospital Stroke Life Support（脳卒中病院前救護）
SCU：Staging Care Unit（広域搬送拠点臨時医療施設）
　※災害時に空港に設置される傷病者の診断，治療，選別を行う場所：兵站

1章

病院前救急医学総論

1. 病院前救急医学とは

　病院前救急医学とは,「はじめに」で述べたように,基本的には傷病者が医療機関に来院するまでの間に行われる医療・医学のことをいう[1]。医師は今まで,傷病者が医療機関に来院し,診療を受けるために患者として医師の前に来て,初めて診療していた。

　しかし今や,救急診療を専門とする医師の増加によって,医師が傷病者の救命のために医療機関の外に出て,傷病者の救命に努力している。これを具体的に示しているのがドクターヘリであり,ドクターカー,DMATである。従来よりある往診や最近厚生労働省が推進している在宅医療も,ある意味医療機関に来院する前の医療であるが,病院前救急医学には含まれない。

　救急医学の領域としては,図1-1に示すように多くの医学領域[2]が含まれるが,このなかで,病院前救急医学の領域としては,表1-1に示す領域が考えられる。

　これらの病院前の医療対応(救命治療)については,それぞれ各項で述べられているが,医師を中心として看護師,救急隊員など,医療関係者の協力を得ることが重要である。

2. わが国の救急医療体制の変遷の概要

　救急医療体制は,傷病者を診療する「救急診療」と,傷病者を現場から医療機関に搬送する「救急搬送」およびこれらをまとめる「救急情報」の3本柱によって成り立っている[3]。わが国の救急医療体制は,以下に述べるように,救急搬送が,「消防法」の一部改正によって法的に救急業務(搬送業務)[4]として始まり,これを受ける形で導入された救急診療体制〔厚生省省令による救急告示医療機関(病院や診療所)〕[5]に始まるといってよいと思われる。

1) 救急医療体制の始まり

　わが国の公的な救急医療体制の始まりは,先にも述べたように,昭和38(1963)年に「消防法」の一部が改正され,それまで消防,警察,病院などで,ばらばらに行われていた傷病者の医療機関への搬送が,消防業務と同様に救急業務(搬送業務)として,政令に定める市町村に義務づけられたことに始まる[4]。

　自治省消防庁による救急業務(搬送業務)が導入されたのは,当時,モータリゼーションによって,交通事故による傷病者が激増し,また建設ラッシュによる労働災害も増加したの

1章　病院前救急医学総論

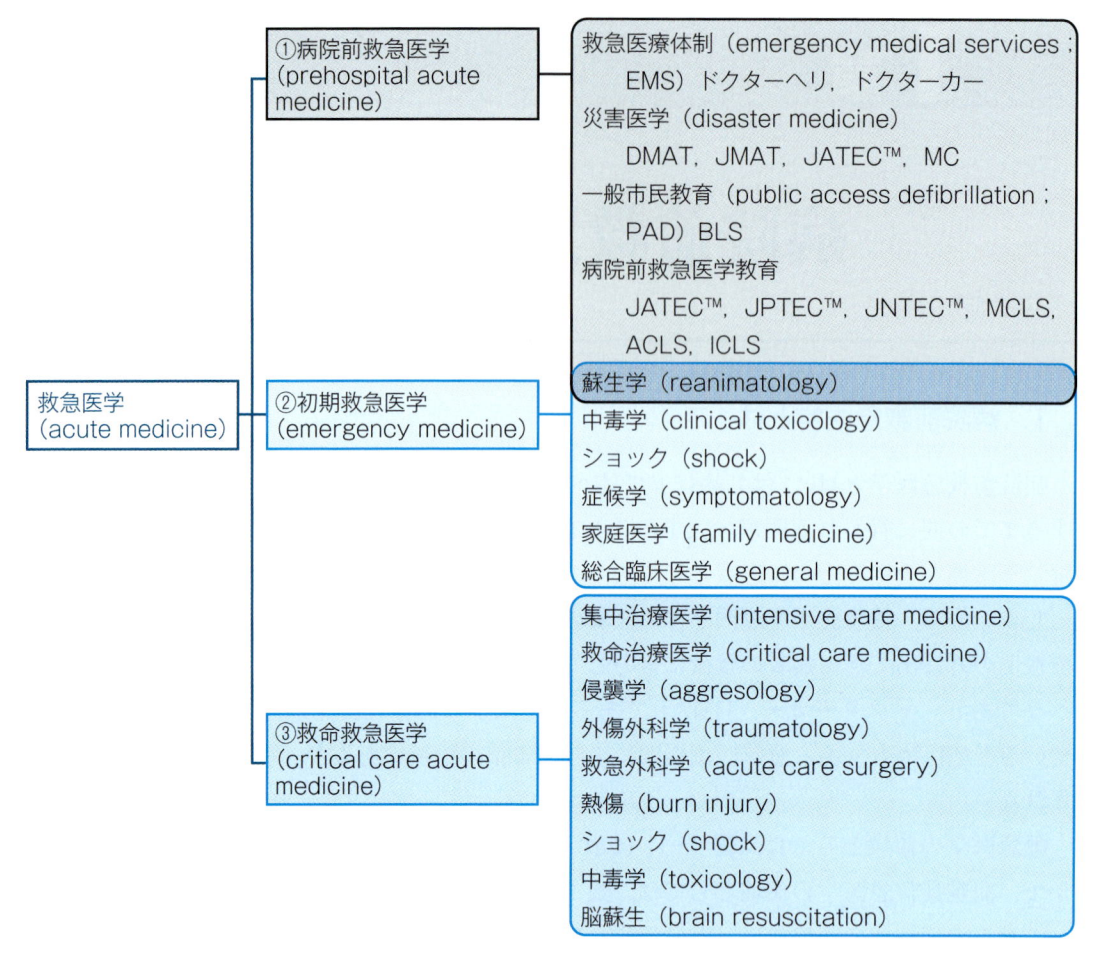

```
救急医学              ①病院前救急医学        救急医療体制（emergency medical services；
(acute medicine)      (prehospital acute       EMS）ドクターヘリ，ドクターカー
                      medicine)               災害医学（disaster medicine）
                                                 DMAT，JMAT，JATEC™，MC
                                              一般市民教育（public access defibrillation；
                                                 PAD）BLS
                                              病院前救急医学教育
                                                 JATEC™，JPTEC™，JNTEC™，MCLS，
                                                 ACLS，ICLS

                      ②初期救急医学          蘇生学（reanimatology）
                      (emergency medicine)    中毒学（clinical toxicology）
                                              ショック（shock）
                                              症候学（symptomatology）
                                              家庭医学（family medicine）
                                              総合臨床医学（general medicine）

                      ③救命救急医学          集中治療医学（intensive care medicine）
                      (critical care acute    救命治療医学（critical care medicine）
                      medicine)               侵襲学（aggresology）
                                              外傷外科学（traumatology）
                                              救急外科学（acute care surgery）
                                              熱傷（burn injury）
                                              ショック（shock）
                                              中毒学（toxicology）
                                              脳蘇生（brain resuscitation）
```

図1-1　救急医学領域に含まれる医学

表1-1　病院前救急医学の領域

1　ドクターヘリ，ドクターカー，ラピッドカー
2　ER（症候学，総合臨床医学，初期診断と初期治療，トリアージ，ディスパッチ）
3　災害医学（災害医療）：DMAT，JMAT，SCU，CSM
4　病院前救急医学教育：CPR（ICLS，BLS，ALS），JATEC™，JNTEC™，JPTEC™，ITLS，PSLS，ISLS，MCLS，JDR，各種災害時対応ラリー，救急隊員教育

で，国として何らかの定まった方式による医療機関への搬送手段を制度化し，まとめなくてはならない状況になったからである。このことから，「消防法」の改正においても，事故による負傷者を現場から医療機関に搬送すると記載される[4]。

　消防庁による搬送業務の開始を受けて，当時の厚生省は，翌年の昭和39（1964）年に表1-2に示す「救急病院等を定める省令」[5]を発し，省令による救急医療機関を希望する医療機関は，省令に定める基準をクリアすれば，救急医療機関として標榜してもよいとした。表1-2からも理解できるように，消防機関からの救急車による傷病者が，事故による負傷者であることを受けて，告示される医療機関には，事故による負傷者の治療ができる手術室や

表1-2 救急病院等を定める省令（昭和39年2月20日厚生省令第8号）

> 厚生省令第8号
> 消防法（昭和23年法律第186号）第2条第9項の規定に基づき，救急病院等を定める省令を次のように定める。
> 　　　　　昭和39年2月20日　　　　　　厚生大臣　小　林　武　治
>
> 　救急病院等を定める省令
> （医療機関）
> 第1条　消防法（昭和23年法律第186号）第2条第9項に規定する救急隊により搬送される傷病者に関する医療を担当する医療機関は，次の基準に該当する病院又は診療所であって，その開設者から都道府県知事に対して救急業務に関し協力する旨の申出のあったもの（以下「救急病院」又は「救急診療所」という。）とする。ただし，疾病又は負傷の程度が軽易であると診断された傷病者及びただちに応急的な診療を受ける必要があると認められた傷病者に関する医療を担当する医療機関は，病院又は診療所とする。
> 　1．事故による傷病者に関する医療について相当の知識及び経験を有する医師が常時診療に従事していること。
> 　2．手術室・麻酔器・エックス線装置，輸血及び輸液のための設備その他前号の医療を行なうために必要な施設及び設備を有すること。
> 　3．救急隊による傷病者の搬送に容易な場所に所在し，かつ，傷病者の搬入に適した構造設備を有すること。
> 　4．事故による傷病者のための専用病床その他救急隊によって搬送される傷病者のために優先的に使用される病床を有すること。
> （告　示）
> 第2条　都道府県知事は，前条の申出のあった病院又は診療所であって，前条各号に該当すると認めたものについて，救急病院又は救急診療所である旨並びにその名称及び所在地を告示するものとする。救急病院又は救急診療所が前条各号に該当しなくなったとき，又は，前条の申出が撤回されたときも，同様とする。
> 附　則
> 　この省令は，昭和39年4月10日から施行する。

麻酔器を有し，輸血などができることが要求された。

　この時，救急医療機関への参加を手挙げ方式で募集したために，告示医療機関として参加に応募したのは，その多く（83％）が中小の外科系の私的病院・診療所であった[6]（表1-3）。このことは，昭和40年代に発生した1回目のたらい回し現象（医療機関での受け入れが不可能のために，傷病者が医療機関回りをしなければならないこと）の原因となった。この時国は，大学病院などの公的・準公的総合病院を救急告示医療機関として公的に指定告示すべきであった。なぜならば，救急患者として来院する傷病者は，全診療科の患者が来院するので，救急診療は本来，全診療科に対応できる大学病院などの公的・準公的総合病院が対応しなければ，対応できないのである。総合病院が24時間対応すれば，たらい回し現象は原則起こらないのである。とくに大学病院などの総合病院は，24時間体制の救急診療を行い，これを医学生，研修医の医学教育に活用しなければならない。国は今，大学病院などの専門診療を行う総合病院に初診の傷病者が受診することを，初診料を高くして防ごうとしているが，このことは救急診療の立場からみるとまったく時代に逆行した施策である。たらい回し

表1-3 救急告示医療機関の告示状況

経営別区分	国および公的医療機関								私的医療機関	合計
	国立	都道府県立	市町村立	日赤	済生会北社協	厚生連	社保険関係団体	計		
病院	100	89	360	76	42	79	57	803	2,111	2,914
診療所			4					4	1,835	1,839
計	100	89	364	76	42	79	57	807	3,946	4,753

(昭和50年4月1日現在,厚生省調べ)

現象を増加させるだけである。

　消防機関による搬送業務が始まると,事故による負傷者の搬送だけにはならず,当然のこととして,多くの疾病の傷病者も医療機関に搬送する結果となった。

　このことから,消防庁は昭和62(1987)年,救急車による搬送疾患を,救急診療を必要とするすべての傷病者を医療機関に搬送する体制にした。

　これを受けて,厚生省も昭和63(1988)年に救急医療機関の基準を内科,小児科疾患にも対応できるようその基準を変更した(表1-4)。

2) たらい回し現象の発生
a) 1回目のたらい回し現象の発生

　昭和40年代当初から傷病者のたらい回し現象が発生し,マスコミを賑わしたが,これは厚生省令で救急告示制度をスタートさせた時に,手挙げ方式で救急告示医療機関を決めた病院および診療所の多くが,中小の外科系の私的医療機関(表1-3)であったために,内科・小児科疾患,重症の傷病者に対応できなかったからであった[3]。

　これを受けて昭和52(1977)年,当時の厚生省は,救急医療対策事業として救急医療機関を初期,二次,三次救急医療機関の3つに分けて,初期から二次,二次から三次救急医療機関に流れる救急診療体制を構築し,救急疾患に対応しようとした[7](図1-2)。初期救急医療機関は小児,内科疾患に対応する外来だけの医療施設であり,二次救急医療機関は入院設備を有し,簡単な手術ができる医療施設,三次救急医療機関は複数科にわたる重症疾患に対応できる総合病院で,新たに多くの医療機器を配備し,重症疾患に対応できる施設として,救命救急センターを全国に配備した。

　この診療体制の広がりによって,当時問題になっていたたらい回し現象は収まったように思われた。

b) 2回目のたらい回し現象の発生

　平成20年代になってまた,傷病者のたらい回し現象がマスコミを賑わせている。今回のたらい回し現象の原因は,告示制度発足以来,わが国の救急診療を担ってきた私的救急医療機関の救急診療からの撤退である[3]。

　図1-3にみられるように,私的救急医療機関(とくに二次救急医療機関)の救急告示医療機関からの撤退がみられる。この原因としては,①医療費削減による経営の悪化,②医師,

表1-4　救急病院等を定める省令（昭和39年2月20日厚生省令第8号，昭和62年2月1日改正）

（医療機関）
第1条　消防法（昭和23年法律第186号）第2条第9項に規定する救急隊により搬送される傷病者に関する医療を担当する医療機関は，次の基準に該当する病院又は診療所であって，その開設者から都道府県知事に対して救急業務に関し協力する旨の申出のあったもののうち，都道府県知事が，当該病院又は診療所の所在する地域における救急業務の対象となる傷病者の発生状況等を勘案して必要と認定したもの（以下「救急病院」又は「救急診療所」という。）とする。
　　ただし，疾病又は負傷の程度が軽易であると診断された傷病者及び直ちに応急的な診療を受ける必要があると認められた傷病者に関する医療を担当する医療機関は，病院又は診療所とする。
1．救急医療について相当の知識及び経験を有する医師が常時診療に従事していること。
2．エックス線装置，心電計，輸血及び輸液のための設備その他救急医療を行うために必要な施設及び設備を有すること。
3．救急隊による傷病者の搬送に容易な場所に所在し，かつ，傷病者の搬入に適した構造設備を有すること。
4．救急医療を要する傷病者のための専用病床又は当該傷病者のために優先的に使用される病床を有すること。
2　前項の認定は，当該認定の日から起算して三年を経過した日に，その効力を失う。
（告　示）
第2条　都道府県知事は，前条第1項の申出のあった病院又は診療所であって，同項各号に該当し，かつ，当該病院又は診療所の所在する地域における救急業務の対象となる傷病者の発生状況等を勘案して必要と認定したものについて，救急病院又は救急診療所である旨，その名称及び所在地並びに当該認定が効力を有する期限を告示するものとする。
2　都道府県知事は，救急病院又は救急診療所が前条第1項各号に該当しなくなったとき又は同項の申出が撤回されたときは，その旨並びにその名称及び所在地を告示するものとする。
附　則
　　この省令は，昭和39年4月10日から施行する。
附　則
（施行期日）
1．この省令は，昭和62年2月1日から施行する。
（経過措置）
2．この省令の施行の際現に改正前の第1条の規定による救急病院又は救急診療所である病院又は診療所については，この省令の施行の日から3年間は，なお従前の例によることができる。

看護師不足，③救急診療を担ってきた医師の老齢化と撤退，④医療訴訟の増加，⑤医療施設の老朽化，⑥細分化された専門医の増加，などが考えられる。

　二次救急医療機関不足の現状は，三次救急医療機関の負担増につながり（外来，ベッド，ICU），三次救急医療機関の機能を対応不可能な状態に追い込んでいる。このこともたらい回し現象の原因になっている。このたらい回し現象の解消には大学病院などの総合病院が救急診療に積極的に参加しなければ，今回の現象はなくならないと思う。

3）救急救命士の誕生とメディカルコントロール体制の構築

a）救急救命士の誕生

　平成元（1989）年，厚生省は，現場および搬送途上における救急隊員の応急手当の不足により，傷病者の予後の改善，救命率が欧米諸国に比べて著しく劣っている[8]ことから，「救

1章　病院前救急医学総論

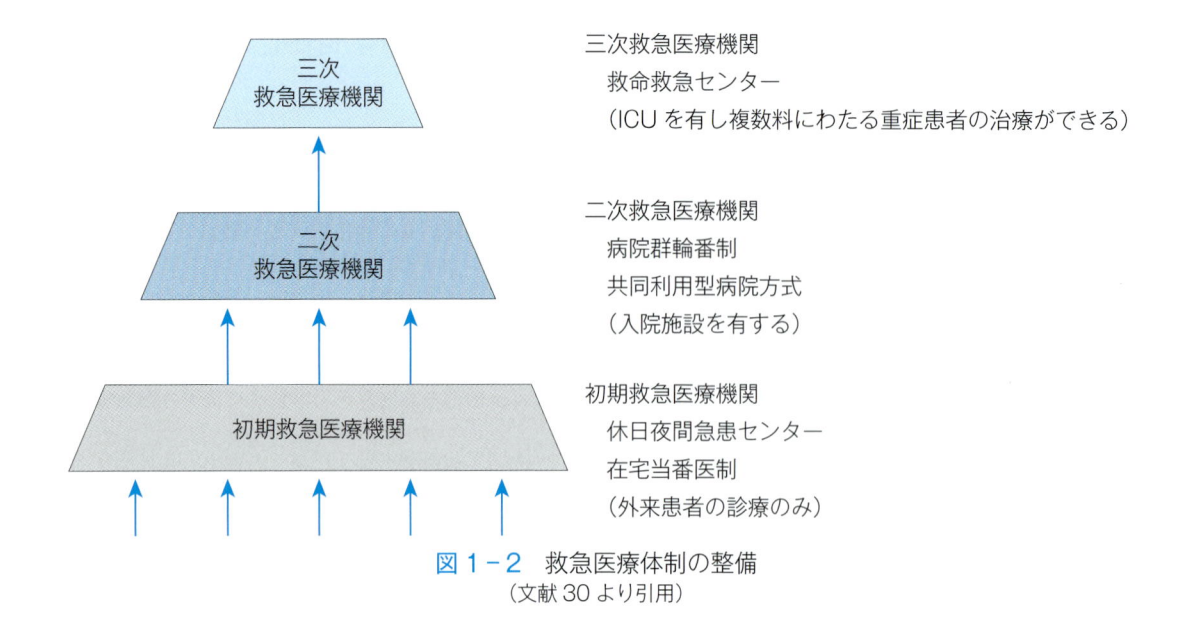

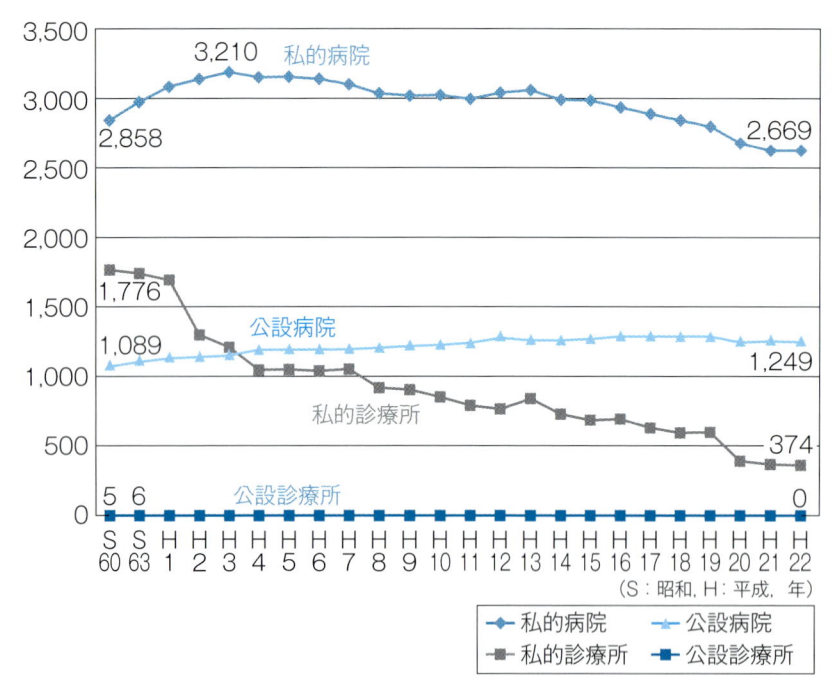

図1-2　救急医療体制の整備
（文献30より引用）

三次救急医療機関
　救命救急センター
　（ICUを有し複数科にわたる重症患者の治療ができる）

二次救急医療機関
　病院群輪番制
　共同利用型病院方式
　（入院施設を有する）

初期救急医療機関
　休日夜間急患センター
　在宅当番医制
　（外来患者の診療のみ）

図1-3　救急告示医療機関の年次推移
（文献3より引用）

急医療体制基本問題検討会」[9]を開催し，救急隊員の応急手当の改善を米国のパラメディックを参考に検討した．そして平成3（1991）年に「救急救命士法」[10]を制定，交付，施行し，救急隊員の応急手当のレベルアップ（救急救命処置の導入）を図った．この時救急隊員が標準課程を修了すれば認められた医療行為が，表1-5に示す拡大9項目である．そして，定

表1-5 救急隊員に認められた拡大9項(平成3年)

①聴診器による心音,呼吸音の聴取
②血圧計使用による血圧測定
③心電計使用による心拍動の観察および心電図伝送
④鉗子・吸引器による咽頭,声門上部の異物の除去
⑤経鼻エアウエイによる気道確保
⑥パルスオキシメータによる血中酸素飽和度の測定
⑦ショックパンツ使用による血圧の保持および下肢の固定
⑧自動心マッサージ器の使用による胸骨圧迫心マッサージの施行
⑨特定在宅酸素療法継続中の傷病者の処置の維持

表1-6 救急救命処置(平成3年)

「救急救命士法」
第1章 総則
第2条(定義)
この法律で「救急救命処置」とは,その症状が著しく悪化するおそれがあり,又はその生命が危険な状態にある傷病者が病院又は診療所に搬送されるまでの間に,当該重症傷病者に対して行われる気道の確保,心拍の回復その他の処置であって,当該重度傷病者の症状の著しい悪化を防止し,又はその生命の危険を回避するために緊急に必要なものをいう。
第4章 業務等
第44条(特定行為等の制限)
救急救命士は,医師の具体的な指示を受けなければ,厚生省令で定める救急救命処置を行ってはならない。

　下記救急救命処置①,②,③は,拡大3項目であり,心肺停止傷病者に限り,医師の具体的な指示を得て行うことができる。①は現在,具体的な指示ではなく,包括的指示になっている。
　①半自動式除細動器による除細動
　②厚生大臣の定める器具を用いての気道確保
　③末梢静脈路の確保と乳酸リンゲル液の使用

められた教育課程を修了し,救急救命士の国家試験に合格したならば,表1-6に示す特定行為(医行為)が心肺機能停止状態の傷病者に限り,医師の具体的指示の下に拡大3項目として認められた。

　平成26(2014)年からは,心肺機能が停止した状態でなくても,医師の具体的指示があれば,①低血糖による意識障害の可能性がある傷病者に対して,血糖値の測定と,血糖値が50mg/dL以下の場合はブドウ糖液の静脈内投与,②血圧が低下し,心臓が停止する危険性があるショックの傷病者に輸液の点滴を行う,の2つの特定行為が新たに認められた[11]。これらを現時点でまとめたのが表1-7[12]である。特定行為の除細動については,その後一般市民にも除細動器の使用が認められたので,包括的指示(事後報告でよい)でよいことになった。

　平成3(1991)年の「救急救命士法」の制定後,平成16(2004)年に器具を用いての気道確保に気管チューブの使用が,平成17(2005)年には,薬剤としてアドレナリンが追加されたが,これらの特定行為は,特定行為として認可する前に行われた厚生労働科学研究[13)14)]において,その効果が認められなかったのに認可されており,傷病者の救命と予後の改善に

表1-7 救急救命士による救急救命処置

(平成4年指第17号「救急救命処置等について」改正:平成26年1月31日 医政指発0131第1号)

医師の包括的な指示
- 必要な体位の維持,安静の維持,保温
- 体温・脈拍・呼吸数・意識状態・顔色の観察
- ハイムリック法および背部叩打法による異物の除去
- 骨折の固定
- 圧迫止血
- 呼気吹き込み法による人工呼吸
- 胸骨圧迫
- 用手法による気道確保
- 気管内チューブを通じた気管吸引
- 酸素吸入器による酸素投与
- バッグマスクによる人工呼吸
- 経口エアウエイによる気道確保
- 口腔内の吸引
- 特定在宅酸素療法継続中の傷病者の処置の維持
- 自動式心マッサージ器の使用による体外式胸骨圧迫心マッサージの施行
- ショックパンツ使用による血圧の保持および下肢の固定
- パルスオキシメータによる血中酸素飽和度の測定
- 経鼻エアウエイによる気道確保
- 鉗子・吸引機による咽頭・声門上部の異物の除去
- 心電計の使用による心拍動の観察および心電図伝送
- 血圧計の使用による血圧の測定
- 聴診器の使用による心音・呼吸音の聴取
- 血糖測定器を用いた血糖測定
- 自己注射が可能なエピネフリン製剤によるエピネフリン投与
- 自動体外式除細動器による除細動
- 産婦人科領域の処置
- 小児科領域の処置
- 精神科領域の処置

医師の具体的な指示(特定行為)
- 低血糖発作症例へのブドウ糖溶液の投与
- 乳酸リンゲル液を用いた静脈路確保および輸液
- エピネフリンを用いた薬剤の投与※
- 食道閉鎖式エアウエイ,ラリンゲアルマスクおよび気管内チューブによる気道確保※
- 乳酸リンゲル液を用いた静脈路確保のための輸液※

※心肺機能停止状態の患者に対してのみ行うもの

真に有効であるかの公的な検討・検証が必要と思われるが,今もって行われていない[3]。

筆者は,「はじめに」でも述べたように,これらの処置の拡大によって,本来の業務である医療機関への傷病者の到着時間が著しく遅くなっていることから,これらの特定行為が,本当に傷病者の予後の改善に有効なのかを公的に総合的に,検討する必要があると思っている。搬送の遅れによって予後不良になることが当然起こるので,早急な検討が望まれる。

筆者が特定行為の拡大の可否にこだわるのは,業務の拡大によって,救急隊員の本来の業務である,傷病者を医療機関に搬送する救急業務(搬送業務)の時間が著しく遅くなることである。消防庁の「救急・救助の現況」(平成25年版)[15]によれば,平成24(2012)年の病院収容時間別搬送人員の状況(119番通報入電から病院などに収容するのに要した時間)において,救急救命士の多い東京都は,54.9分と1時間近い時間を要している。しかも東京都は,全搬送件数の96.0%が30分以上の時間を医療機関に搬入するのに要している。これは

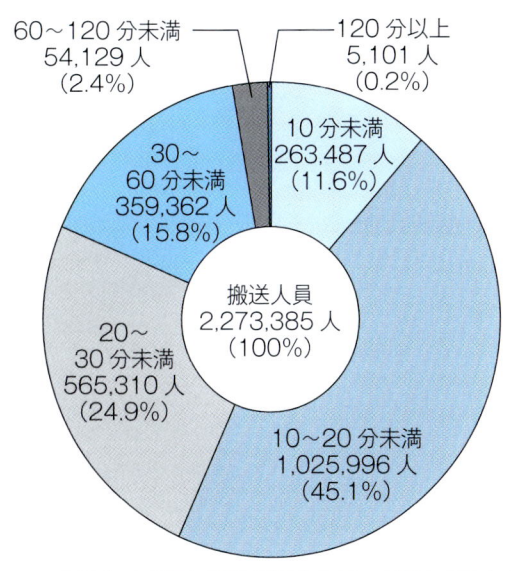

図1-4 病院収容所要時間別搬送人員の状況（昭和61年）

（円グラフ内訳）
- 10分未満 263,487人（11.6％）
- 10〜20分未満 1,025,996人（45.1％）
- 20〜30分未満 565,310人（24.9％）
- 30〜60分未満 359,362人（15.8％）
- 60〜120分未満 54,129人（2.4％）
- 120分以上 5,101人（0.2％）
- 搬送人員 2,273,385人（100％）

医療機関や消防機関が多数ある都会においての時間であり，異常な状態といえるのに，業務の拡大がまた平成26（2014）年から行われている。一行為の拡大に現場で約10分の時間を要している[16]。医療機関へのさらなる搬送の遅れは，全国的にも年々拡大している。本来の救急業務にあってはならない搬送時間の遅れである。現在の「医師法」，「救急救命士法」のもとにおいては，いかに早く医療機関に搬送するかが，傷病者の救命と予後の改善に関与していることを検討すべきである。

　平成3（1991）年に救急救命士の制度が導入されるまでは，病院収容所要時間に30分以上の時間を必要とする傷病者数は，昭和61（1986）年で全搬送件数の18％前後（図1-4）であり，この多くがへき地・離島からの搬送であった。この数値が救急救命士の制度発足以来年々増加し，平成24（2012）年度においては，全搬送件数の66.2％が30分以上の時間を必要としている（図1-5）[15]。へき地・離島が年々増加するはずがない。つまりこの傾向が強い都市部では，いかに早く医療機関に傷病者を搬送するかを検討すべきなのである。業務の拡大によって約10分の搬送時間の遅れが発生する[16]。医療機関に到着しても，医師が受け入れる時間が遅いので，病院収容時間別搬送人員の状況における時間が長くなっている，との話も聞かれるが，もしそうならば，その医療機関の名前を公表し，改善を図るよう勧告を行うべきと考える。

　毎年同じ状況が続いているのに，何ら改善策が出されないことは，異常な状況下にあるといえる。早急に改善策が出されなければならない。医師でない救急救命士は，特定行為（医行為）の拡大には，おのずと限界があることを関係者は深く理解すべきと考える。ドクターヘリの運航結果からすると，都市部ではドクターカーの運行開始が必須と考える。

　重症傷病者の救命は，度々述べるが，医師と救急隊員とが協力しながら，重症傷病者の救

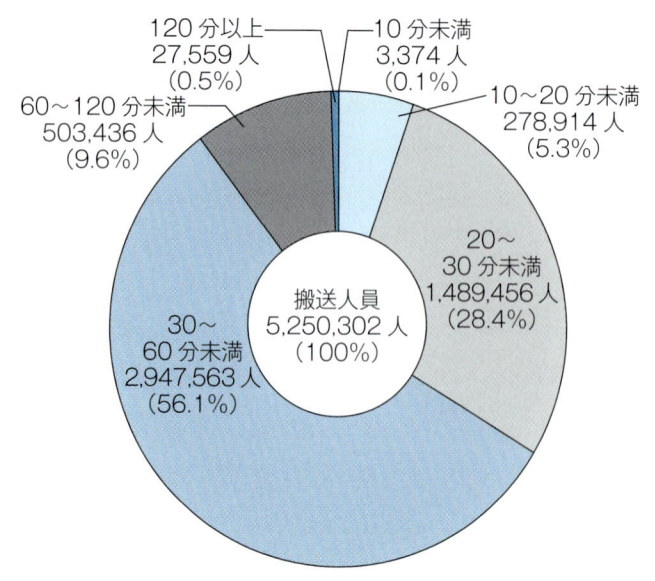

図1-5 救急自動車による病院収容所要時間別搬送人員の状況（平成24年）

搬送人員 5,250,302人（100%）
- 10分未満 3,374人（0.1%）
- 10～20分未満 278,914人（5.3%）
- 20～30分未満 1,489,456人（28.4%）
- 30～60分未満 2,947,563人（56.1%）
- 60～120分未満 503,436人（9.6%）
- 120分以上 27,559人（0.5%）

命に努力するのが、真のメディカルコントロールであり、このことが傷病者の救命につながる。このことから、救急業務が、「消防法」の救急業務として行われる時、医師はもっと積極的に救急業務に参加すべきであった。筆者は救急業務を救急医療に変えていかなければ、市民の救命にはつながらないと思っている。

b）メディカルコントロール体制（MC体制）の構築と問題点

　平成11（1999）年、厚生省は、病院前における医療の質を担保、確保するために「病院前救護体制のあり方に関する検討会」[17]を発足させた。これは、業務拡大を認めたあとの救急救命士の質の向上と医療の質を担保するためには、どうすればよいかの検討会であった。

　本検討会で救急救命士の特定行為の質を担保するためには、医師の具体的な指示、または包括的な指示が必要であるとの結論になった。

　すなわち、特定行為の質を担保するためには、24時間体制の医師によるMC体制（MEMO 1）が必要であるとされたのである[17]。救急救命士が業務の拡大を行うためには、常に24時間体制の医師によるMC体制が必要になった[18]。

　業務の拡大においていつも「MC体制があるから」や「MC体制下において」という発言がなされているが、全国の現状を知っている筆者からすれば、組織としてのMC体制はあるが、現状はまったく動いていない市町村もあるので、平成19（2007）年度に行った厚生

◆ **MEMO 1** ◆

メディカルコントロール体制（MC体制）[18]
　MC体制には、医師が現場もしくは電話で直接指示する直接MC（オンライン）と、教科書や講演、講義、事後検証を行う間接MC（オフライン）とがある。

労働科学研究で，全国の消防本部および救命救急センターにメディカルコントロールに関するアンケート調査を行ったが，消防サイド（消防本部）からみても，医療サイド（救命救急センター）からみても，MC体制は，その半数近くが不十分な状況下にあるとの調査結果を得ている[19)20)]。このような状況下において，効果が認められなかった[13)14)]業務の拡大が行われたり，さらなる業務の拡大が行われることは，あってはならないことだと思う。また，医師による電話による指示が「医師法」上適切であるかの法的問題も解決されていないように思う。早急に法の整備が求められる[21)]。

これらのことを考えると，救急救命士の業務の拡大が，本当に傷病者の救命と予後の改善に有効であるかの公的な効果の検討が必要と思われるが，何度も述べたように，今もって行われていない[3)]。さらなる業務の拡大を行ってよいのか，筆者はいつも疑問に思っている。ブドウ糖を投与したら，血糖値が上がり，意識がよくなった，輸液によって血圧が上がり，顔色がよくなったから効果がある[11)]，ということは，医療・医学の本筋ではないように思う。

医師が病院前に出て，救急隊員とともに傷病者の救命に努力することが，医療として，医師の本来あるべき姿であり，傷病者にとっても，救急隊員にとっても最善の対応策であると筆者は思っている。都市部におけるドクターカーの積極的な運行が望まれる。

筆者はまた，心肺停止前の特定行為と医師のメディカルコントロールの現状が，「医師法」（第20条）との関係において，認められるのか，傷病者との間に何らかの問題が起こった場合に，指示を出した医師に，その責任が及ぶのではないか，との懸念を抱いている。早急に法の整備を検討すべきと思われる。厚生労働省は，平成26（2014）年度予算においてメディカルコントロール専任の医師を予算化した。このあたりのことは，本書にある第4章「メディカルコントロール体制」を一読願いたい。

4）救急医療用ヘリコプター（通称ドクターヘリ）の広域救急医療体制への導入

阪神・淡路大震災が発生するまで，わが国に消防防災ヘリコプターはあっても，救急ヘリコプターは1機もなかった。結果として，平成7（1995）年1月17日に発生した阪神・淡路大震災においてはヘリコプターで搬送された負傷者はわずか1名のみであった[22)]。多くの議論があったが，平成11（1999）年に厚生省は，医師の搭乗した救急医療用ヘリコプター（通称ドクターヘリ）を広域救急医療体制構築のために，試行的事業として開始すると発表した。試行的事業の結果，ドクターヘリが重症傷病者の予後の改善と救命率の向上に有効であるとの結論（図1-6）から，平成13（2001）年度よりドクターヘリを全国配備すると発表した[23)]。

ドクターヘリには，人工呼吸器，除細動器，心電図モニターなど重症傷病者に対応できる医療器具が装備してあり，医師と看護師が搭乗して4分以内にドクターヘリは飛行を開始している。平成13（2001）年4月1日，わが国最初のドクターヘリが，川崎医科大学附属病院高度救命救急センターから，岡山の空に飛び上がった[22)]。

ドクターヘリは，年々要請件数が増加し，出動件数も年々増加している（図1-7）。平成25（2013）年度には，全国36道府県に43機のドクターヘリが47カ所の救命救急センターに配備され，年間20,632件の出動が行われ，平成25（2013）年度までに98,297件の出動があっ

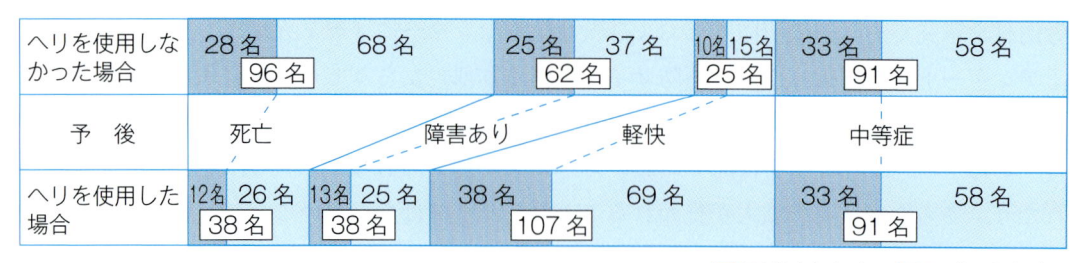

ヘリを使用しなかった場合	28名	68名		25名	37名		10名	15名	33名	58名
	96名			62名			25名		91名	
予後	死亡			障害あり			軽快		中等症	
ヘリを使用した場合	12名	26名	13名	25名	38名	69名			33名	58名
	38名		38名		107名				91名	

■ 平成11年度　□ 平成12年度

図1-6　ドクターヘリによる予後の改善（推計）

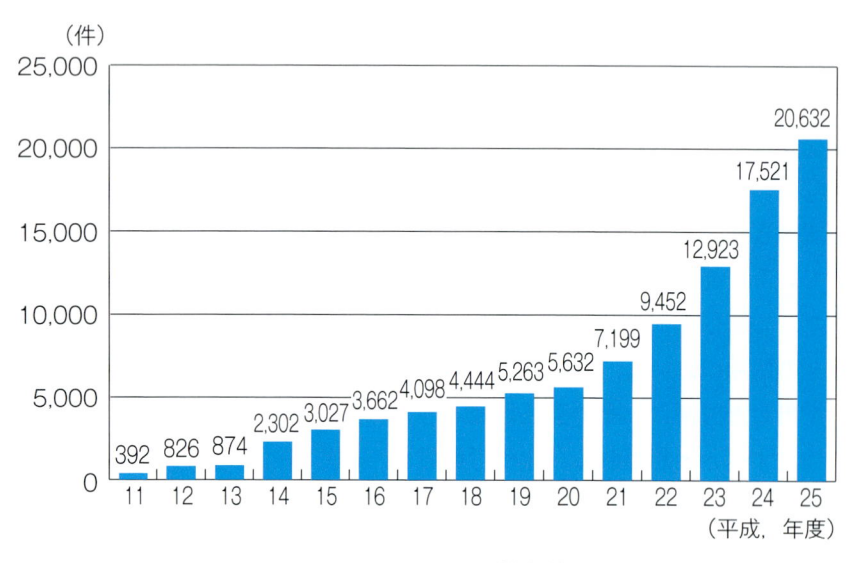

図1-7　ドクターヘリ運航実績の推移

（件）

平成年度	件数
11	392
12	826
13	874
14	2,302
15	3,027
16	3,662
17	4,098
18	4,444
19	5,263
20	5,632
21	7,199
22	9,452
23	12,923
24	17,521
25	20,632

たが，人身事故は1件も発生していない．この中には，傷病者発生現場もしくは搬送途上において死亡していたと思われる傷病者が救命されていると推定される．ドクターカーも全国の多くの医療機関に配備され，活躍している[24]が，全国組織がまだなく，その実態と実数がつかめていない．

5）救急情報センターのあり方

　救急情報センターは，「消防法」が改正され，傷病者の搬送が救急業務として行われるようになってから，すべて市町村消防機関が情報を管理している．しかし，医師と看護師が搭乗したドクターヘリが，道府県の三次救急疾患を中心にカバーして救急医療として活動を始めたことによって，多くの重症疾患の救命率が著しく向上したのは事実であろう．このことを考えると初期，二次救急疾患に関しては従来通り市町村単位の情報システムでもよいが，重症の三次救急疾患に関しては，道府県単位でドクターヘリ基地病院の医師が情報管理を行い，受け入れ可能な医療機関と交渉することによって，重症傷病者が適切な医療機関に収容され，傷病者の救命につながると思われる（たらい回し現象の解消）．

6）今後の救急医療体制のあるべき姿

　救急疾患には，あらゆる疾患が含まれる。これらの疾患を1人の医師で診ることは現実として不可能である。このことからすると，救急疾患を，救急を専業とする医師がすべて診ることは専門性からみても，医師の数からみても不可能なことである。

　筆者は，救急部における救急診療（ER）は，全科の医師で診療するのが原則と考える。このためにすべての医師は，専門医になる前にとりあえず救急疾患を診ることができる診療能力を医学教育や卒後研修において習得しなければならない。

　「専門医になる前に救急医になれ」[25]である。そのためには卒後研修を充実させなければならない。本来医師は大学での医学教育修了時には，総合医としての教育を受けているので，大学での卒前教育か卒後教育において総合医としての研修を修了しなければならない。このためには医学教育の改革を強力に推し進めなければならない。

　救急診療で大切なことは，「初期診断」と「初期治療」「トリアージ（triage）」である。

　このことは本来，すべての医学生が医師になる時に，初期研修において習得しておかなければならない知識であり，技術である。

　数年前までは，初期研修において救急診療研修が必須化され，また，全国の自分が研修したい病院をマッチングで選び，研修することができたが，最近は，どのような経緯があったのか知らないが，マッチングによって卒業生が大学病院に残らなくなり医師不足から地域医療が崩壊するとして，全国医学部長・病院長会議が卒後研修に否定的な発言をしたため，残念なことに，救急診療の研修期間が短くなりつつある。したがって総合医が育ちにくい状況になった[26]。

　米国においては，大学病院など公的・準公的総合病院においては，軽・重症を含めた24時間体制の救急診療が全診療科で行われ，そこで多くの医学部卒業生が，日夜卒後研修に励んでいる[27]。片やわが国では，大学病院を去った多くの卒業生は，地方の病院で日夜救急診療で卒後研修に励んでいる。研修を受けている医療機関の多くは，教育を担う医師数が少ない。これらの病院の多くはスタッフが少なく，十分な卒後教育が行われていないところもある。

　なぜわが国の大学病院は，24時間体制の救急診療を行い，そのなかで医師の卒後研修を行わないのか。大学病院は専門病院である前に教育病院であることを忘れてはならない。

　大学が24時間体制の救急診療を行えば，多くの卒業生が大学に残る。救急診療には，各種各様の疾患が来院する。それゆえ救急診療は本来，大学病院などの医師も設備も多い総合病院で行うのが，本来あるべき姿であり，あるべき卒後研修だと思われる。

　残念なことにわが国では，私的・公的大学病院は救急診療に力を入れているが，旧国立大学病院などの，わが国の医学・医療を担っている総合病院は，大学は専門診療を行う病院であるとして，初期研修に役立つ救急診療（ER）に消極的である[3]。わが国の医学は，戦前は研究，専門性を尊ぶドイツ医学であったが，戦後は患者の診療を中心とする米国の臨床医学に変わったはずである。しかし，今もって研究中心の診療・教育が行われ，教育病院の診

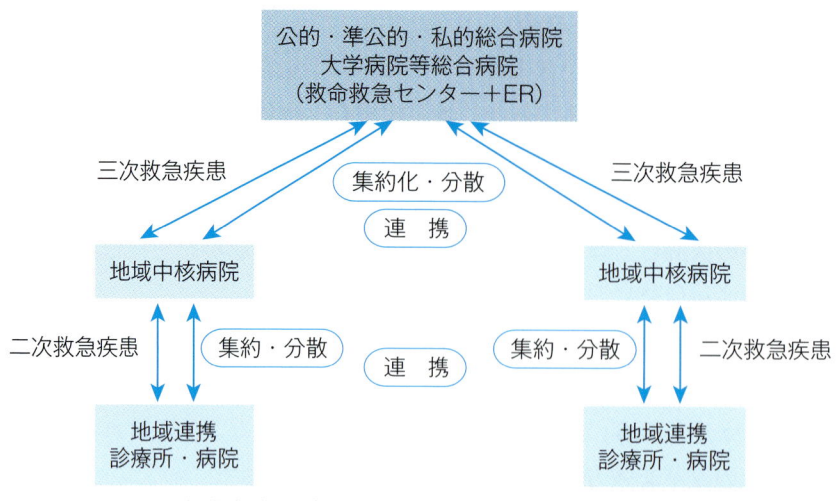

図1-8 大学病院など総合病院を中心とした新しい救急医療体制
(文献30より引用)

療体制になっていない。

　救急診療は現在，初期→二次→三次救急医療機関の流れになっているが，筆者は，二次救急医療機関が減少しつつある現状をみると，救急疾患は全科に関係している状況から判断して，救急診療体制を図1-8に示すように，今と逆の三次→二次→初期の流れに変える必要があると思っている。このためには，大学病院の診療体制を変え，卒業生の卒後研修を積極的に行うべきなのである。そうすれば，卒業生が大学病院に残り，全科対応のできる医師が育つのである。救命救急センターで研修することをもって卒後研修ができていると思っている医師が結構いるが，救命救急センターでの研修は専門医が学ぶべき教育であり，初期研修にはなじまない。救命救急センターでの研修は専門医教育で，初期研修にはなっていない。卒後初期研修において重要な研修は，多くの救急疾患を診療し，そのなかからどこの診療科の患者か，入院が必要な患者か，手術が必要な患者か，を選び出す（トリアージ）がもっとも重要な診療（ER）なのである[27]。

　前置きが長くなったが，筆者が思っている将来あるべき救急診療体制は，私的二次救急医療機関が減少しつつある現状から，図1-8にみるように，従来の初期→二次→三次救急医療機関の流れから，三次→二次→初期の流れに変えることである[3)28]。救急疾患には，各種各科に及ぶ疾患が来院する。このことからすると本来，救急疾患は，大学病院などの総合病院が診療すべき疾患なのである。それを最初の救急告示医療機関を指定した時に手挙げ方式ではなくて，最初に大学病院などの総合病院を指名，義務づけてから，残りを手挙げ方式にすれば，たらい回し現象は起こらなかったであろうし，よい卒後教育が，すべての医師に行われ，日々の診療に役立つ総合医が育つと思われる。

　大学病院でのこの体制を確立するためには，政府が直接関与して，財政援助を中心とした支援を行わなければならない。この場合，大学の自主性で改革を行うことは不可能なので，

強力な行政指導を行う必要がある。図1-8の構築において，もう1つ重要なことは，地域の医師会が参加した二次医療圏における医療機関の連携と救急患者の集約化と分散である[29]。

3. 災害医療

　阪神・淡路大震災が発生するまで，わが国の医療，医学のなかに災害医療，災害医学という言葉・用語はほとんどみられなかった。阪神・淡路大震災は，都市直下型の大地震であり，多くの建造物が崩壊し，道路も遮断され，6千名以上の死者と4万名以上の負傷者が発生した当時戦後最大の災害となった。

　この地震で医療機関の被害としてわかったことは，大きな災害が発生すると，①被災地の医療機関の施設，設備が破壊され，電気，ガス，水道などのライフラインが使用できなくなるので診療ができなくなること，②道路も破壊され，救急車が使用できなくなり，さらに，③通信などの情報網も使用できなくなるため，病院が孤立して，被災地が陸の孤島になることであった。このことから，空路による傷病者の搬送，治療が必要になるが，震災当日ヘリコプターで被災地外の医療機関に搬送され救命された負傷者は，挫滅症候群（MEMO 2）の負傷者1名のみであった[30]。

　災害時の医療対応として，災害に備えた医学・医療が必要であるとの認識から，災害医学，災害医療が医学教育のなかに取り入れられるようになった。

　今は当たり前に知られているDMATやトリアージタッグの標準化，災害拠点病院，災害時の医療情報システムの構築も阪神・淡路大震災以後に取り入れられたものである[24]。

　災害医療は，病院前救急医学のなかで大きな比率を占める。本書でこの項目を作ると，大部分が災害医療の本になってしまう。そこで本書では，病院前救急医学の教育に属するDMAT，JMATのみを項目として取り上げ，ここでは災害医学で必要な事項について少し詳しく述べる。

1）災害の種類

　災害には，表1-8に示すように，種々の分類の仕方があるが，一般的には，自然災害（natural disaster）と人為災害（man made disaster）に分けられる。しかし，自然災害や人為災害には，表1-9に示すように，各種の災害が合併して発生する。最近は，特殊災害，テロ災害として，NBCB〔nucrear（核），biological（細菌），chemical（化学物質），bomb（爆弾）〕による災害が起こる可能性がある。

◆ **MEMO 2** ◆

挫滅症候群（圧挫症候群ともいう，crush syndrome）

地震で倒れてきた柱などにより四肢の血管が圧迫され，筋肉の挫滅とともに血流が遮断される。すると末梢部が虚血状態になり乳酸の蓄積と細胞膜の破壊により細胞内にあるカリウムが細胞膜の外に流失し，血液は高乳酸血症状になり，高K血症になる。さらにミオグロビンによる急性腎不全の発症はこの症状を悪化させる。

表1-8 災害の分類

・自然災害	人為災害
・広域型	限局型
・都市型	地方型
・先進国型	発展途上国型
・長期型	短期型
・特殊災害（テロ災害）として核物質，化学物質，細菌，爆弾による災害がある	

表1-9 自然災害や人為災害に合併して発生する災害

自然災害	台風（豪雨）⇒ 洪水 ⇒ 地滑り ⇒ 堰止め湖，地震 ⇒ 火災 ⇒ 津波，火山爆発 ⇒ 溶岩流 ⇒ 山林火災，落石，降灰，火山爆発 ⇒ 有毒ガス，山林火災，雷 ⇒ 山林火災
人為災害	原子力事故 ⇒ 大気汚染 ⇒ 広域被害，化学薬品 ⇒ 有毒ガス ⇒ 有毒物の流出 ⇒ 水質汚染，タンカー事故（石油流出）⇒ 海洋汚染 ⇒ 生物被害，その他列車事故，航空機事故，自動車事故（多重衝突），ガス爆発建造物の火災・崩壊など

2）トリアージ（triage）

トリアージとは重症度，緊急度に応じて負傷者を選別する作業をいう。災害現場ではトリアージタッグ（図1-9）が負傷者の重症度（表1-10），緊急度に応じて付けられる。このトリアージタッグによって，負傷者の搬送優先順位が決定される。最近米国のパラメディックは呼吸，循環，意識状態から負傷者を選別するSTART（simple triage and rapid treatment）方式を災害現場で行うことを検討している。なお，現場でのtriage（トリアージ），treatment（治療），transportation（搬送）の3つを「災害医療の3T」という。負傷者の重症度と緊急度の判断が重要になるが，重症度とは患者の生命予後または機能予後を示す概念で（MEMO 3），緊急度はその重症度を時間的に規定した概念をさす。例えば指の切断による動脈性の出血は，緊急度は高いが，重症度は低い。呼吸・循環の安定した肺挫傷の患者の緊急度は低いが，重症度は高いといえる。トリアージは助かる可能性の高い重症患者から，選別，治療，搬送することが重要である。

3）トリアージタッグ

トリアージタッグ（図1-9）とは，災害現場でトリアージを行う際に負傷者に付ける色付きのtag（標札）のことをいう。tagには，氏名，年齢，住所，電話番号，トリアージ実施日・時刻，トリアージ実施者名，搬送先医療機関名なども書くようになっている。tagは3

◆ **MEMO 3** ◆

重症度の分類（表1-10）

トリアージは重症度，緊急度に応じて傷病者選別する用語であるが，ここでは消防庁で用いられている重症度の分類を表1-10に示す。

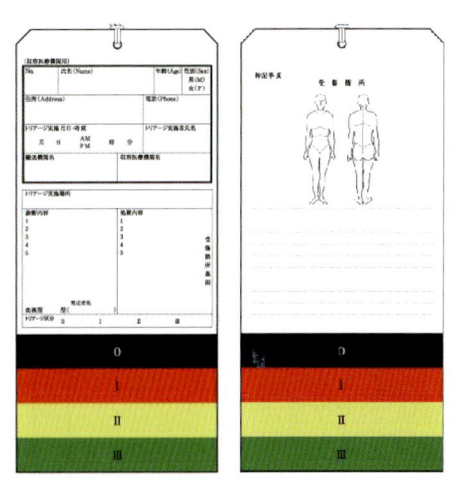

図1-9 トリアージタッグ（左：表面，右：裏面）

表1-10 消防庁で用いられている重症度分類

軽　症	入院を要しないもの
中等症	生命の危険はないが入院を要するもの
重　症	生命の危険の可能性があるもののうち，重症度，緊急度判断基準において，重症以上と判断されたものから，死亡および重篤を除いたものをいう
重　篤	生命の危機が切迫しているもの，心・呼吸の停止または停止のおそれがあるもの。心肺蘇生を行ったもの
死　亡	初診時において死亡が確認されたもの（死亡の確認は医師にしかできない）

枚の紙からなっており，1枚は現場に，2枚目は搬送者に，3枚目は受け入れ医療機関に渡すようになっている。カードには図1-9に示すように，上から黒色（0）：死亡処置群，赤色（Ⅰ）：最優先治療群，黄色（Ⅱ）：非緊急治療群，緑色（Ⅲ）：軽処置群，の順に色分けされており，必要な色が一番下になるように他の色を切り取って負傷者に付ける。優先順位は赤色，黄色，緑色，黒色の順に低くなる。

a）赤色タッグになる損傷

【優先順位第1】緊急に治療を必要とする傷病者（少なくとも2時間以内に治療を開始すべき負傷者）。

　考えられる疾患：・出血（四肢外損傷，腹部実質臓器損傷，頭蓋内血腫）
　　　　　　　　・強い呼吸困難（肺挫傷，血胸，気胸）
　　　　　　　　・意識はあるが顔面蒼白，頻脈（腹部実質臓器損傷）
　　　　　　　　・意識はあるが脈拍微弱，頸静脈怒張（心タンポナーデ）
　　　　　　　　・意識はなく呼吸抑制あり〔脳挫傷，頭蓋内血腫，（外傷性）窒息，気道熱傷，範囲熱傷，挫滅症候群〕

b）黄色タッグになる損傷

【優先順位第2】治療は必要であるが緊急ではない。

1章　病院前救急医学総論

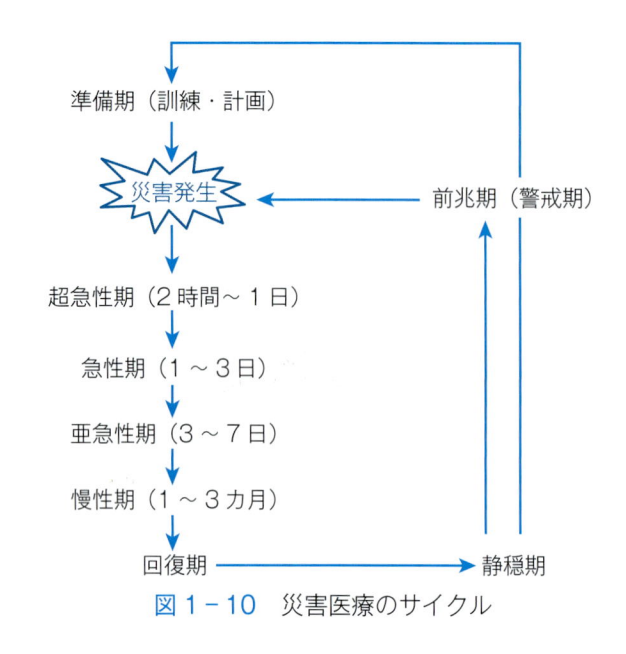

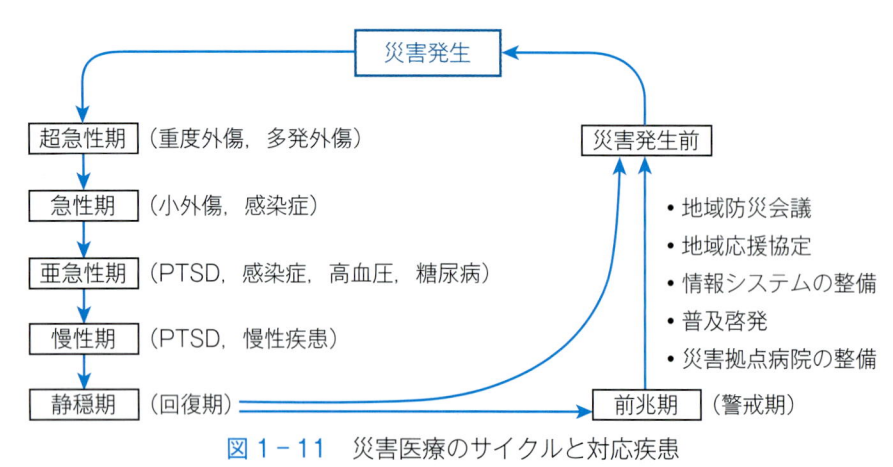

図1-10　災害医療のサイクル

準備期（訓練・計画）
↓
災害発生 ← 前兆期（警戒期）
↓
超急性期（2時間〜1日）
↓
急性期（1〜3日）
↓
亜急性期（3〜7日）
↓
慢性期（1〜3カ月）
↓
回復期 → 静穏期

図1-11　災害医療のサイクルと対応疾患

災害発生
↓
超急性期（重度外傷，多発外傷）
↓
急性期（小外傷，感染症）
↓
亜急性期（PTSD，感染症，高血圧，糖尿病）
↓
慢性期（PTSD，慢性疾患）
↓
静穏期（回復期） → 前兆期（警戒期） → 災害発生前

- 地域防災会議
- 地域応援協定
- 情報システムの整備
- 普及啓発
- 災害拠点病院の整備

　考えられる疾患：四肢外傷（骨折，捻挫，挫創）
　　　　　　　　　気道熱傷を伴わない熱傷

c）緑色タッグになる損傷

【優先順位第3】自力で治療を受けることができる（搬送不要）。

　考えられる疾患：打撲傷，擦過傷，捻挫，指趾骨折，10％以下の熱傷

d）黒色タッグになる損傷

【優先順位第4】死亡。時として呼吸，脈拍があっても回復の見込みがまったくないもの（脳ヘルニアなど）。搬送せず。死亡診断は医師にしかできないので，医師以外は付けるべきではないのかもしれない。

4）災害のサイクル ― 災害サイクルと災害発生後の医療対応

　災害医療は1つのサイクル（図1-10, 11）で考える必要があるといわれている。

a）超急性期（発生後 2 時間～ 1 日）

　トリアージタッグ赤の外傷に対応しなければならない時期である。しかし，ほとんどの場合，医療機関も災害を受け医療機関としての機能を失っている時期でもある。ライフライン（電気，ガス，水道）も壊れており，消防機関も混乱している時期で，現実として医療対応ができず，被災地が孤立している時期である。また，この時期には多くの負傷者が発生し，頭部外傷，腹部外傷，多発外傷，挫滅症候群，重症熱傷などの外傷患者が来院するので，救命治療に専念しなければならない時期でもある。被災地内の医療機関においては，来院するこれらの患者への対応と同時に，現場での救出・救助（search and rescue），前述した「災害医療の3T」が必要になる。救援チームはまだ到着しておらず，医療の需給がもっとも不均衡になる時期でもある。重症の負傷者は被災地内での対応ができないと判断されたならば，早急に被災地外の医療機関に搬送しなければならない。この時は，救急車よりもヘリコプター（ドクターヘリ，消防防災ヘリ）を要請するのが有効である。災害現場では，MEMO 4 に示すような事態が発生するので，対応を適切に行わなければならない。この時は，広域災害・救急医療情報システムを活用して，医療機関が十分に機能しているか否か，患者の搬送が必要か否かなどの情報を発信し，医療チームの災害現場への派遣，地域医療機関への医療器材の補給を要請すべきである。さらには災害現場，避難場所での救護所の設置も要求される。行政的には，これらの連絡，処理は，制度上管轄保健所で行われることになっているが，現実として十分な対応は困難であろう。このことから，自助（自分でどうするかを考える）が行動の基本になる。救命救急センター（災害拠点病院）や被災地外の医療機関が中心になって医療を統括することが必要かもしれない。広域災害・救急医療情報システムによって，被災地の医療被害状況を把握し，適切な対応（患者の受け入れ，医療チームの派遣，医療器材をはじめとする物資の補給など）を行う。

b）急性期（1～3 日）

　重症の負傷者は減少し，小外傷（擦過傷，打撲傷，四指趾骨折など）の患者への対応が増える。緊急に処置をした患者への対応と同時に，内科疾患としては在宅酸素療法，透析患者への対応が必要になる。また，救護所においては，子どもの感染症（上気道感染，下痢など）

◆ MEMO 4 ◆

災害現場における救護（医療）上の問題点
- 各種多数の負傷者がいる
- 現場が混乱し，実態の把握が難しい
- 地理的に救出，搬送が困難な場合がある
- 事故現場周辺の道路が混雑する
- 多数の群集が救出，搬送を妨げる
- 軽症者が救急車，最寄りの医療機関を多数利用する
- 特定医療機関に患者が集中する

に対する対応，PTSD（MEMO 5）に対する対応もこの時期から考える必要がある．この頃になると全国各地からの救援チームが数多く来るので，これらの人たちの役割分担を決めることも大切である．都道府県や市町村が中心になって，それぞれの救援チームの振り分けをすることが必要になる．

c）亜急性期（3～7日）

医療対応は，外因性疾患（外傷，熱傷）から内因性疾患（感染症，高血圧，糖尿病，心疾患などの生活習慣病）へと変動する．被災者の避難所生活の長期化，生活環境の悪化（電気，ガス，水道，便所）により感染症やPTSDに対する健康管理対策，メンタルヘルスケア対策が必要になる．またこの頃になると，高血圧，糖尿病，心疾患などの生活習慣病患者の薬がなくなり，これらの患者が救護所の診療を受診するようになる．医師の救護所での常駐が必要となる．救護所に医師を常駐できない場合は，巡回診療が必要になる．看護師は診療の介護と同時に救護所内の衛生管理，医療者としての気配りとともに被害者の精神的なサポートに努める必要がある．外部から来た応援医療チームは自分たちの役割はあくまでも地元医療機関が復旧するまでであることを自覚し，地元医療機関とよく協議のうえ，適切な撤退時期を協議する．このことは，災害の規模，地域によって異なるので十分な協議が必要である．東日本大震災では，JMATが，このような診療に活躍した．

d）慢性期（1～3ヵ月）

この時期でもっとも問題となるのはPTSDである．また診療は外因性疾患から内因性疾患（感染症，高血圧，糖尿病，心疾患など）へと変化する．避難所生活の長期化や家族，親戚が死亡したことによる孤独な環境，仮設住宅での不便な生活はPTSDの症状を悪化させる．このことから，きめ細かな被災者へのサポートが必要になる．可能ならば，災害直後からの精神的なサポートが必要といえる．関係機関は経験した災害への対応を反省し，同じ失敗を繰り返さない対応策を考える時期でもある．

e）静穏期（回復期）

静穏期（回復期）とは，発生した災害への対応は一応終了し，災害の影響がない時期である．この時期で大切なことは，いつ来るかわからない次の災害への備えをすることである．基幹災害医療拠点病院を中心とした災害訓練，一般市民への教育も必要である．また，災害医療器材の備蓄，開発も必要であろう．医療機関においては，院内防災マニュアルにもとづく院内訓練が必要な時でもある．

f）前兆期

警戒期ともいわれる時期である．これは台風や津波が来ることが事前にわかっている場合

◆ **MEMO 5** ◆

PTSD（post traumatic stress disorder）
災害に遭遇後，災害を思い出すことによって，不眠，ちょっとした音や振動に恐怖心をもち，多くの不定愁訴を訴える精神的障害の症候群．

に，そのための避難時期，場所，救援物資などの対応を事前に情報を伝達し，災害に備える時期である．被災地外においては，医療チームの編成，救援物資の準備などを行う．

【参考文献】

1) 小濱啓次：わが国における病院前救急診療の歴史．救急医学 2009；33：499-502.
2) 小濱啓次：救急医学とは何か．救急医学 2001；25：3-6.
3) 小濱啓次：救急医療40年―救急医学，救急医療改革への道程．へるす出版，東京，2011.
4) 総務省e-Gov：消防法（第2条第9項，第35条の5）.
   http://law.e-gov.go.jp/htmldata/S23/S23HO186.html
5) 総務省e-Gov：救急病院等を定める省令（昭和39年2月20日厚生省令第8号）.
   http://law.e-gov.go.jp/htmldata/S39/S39F03601000008.html
6) 消防庁：救急救助の現況．昭和50年版，1975.
7) 厚生省健康医政局指導課：救急医療対策事業実施要綱（昭和52年7月6日）．1977.
   http://plaza.umin.ac.jp/GHDNet/98/gc28kose.html#186
8) 小濱啓次：DOAに関する調査研究．厚生労働科学研究報告書，1990.
9) 厚生省健康政策局指導課：救急医療体制基本問題検討会報告書．1997.
   http://www1.mhlw.go.jp/shingi/s1211-3.html
10) 総務省e-Gov：救急救命士法（平成3年4月23日）．1990.
    http://law.e-gov.go.jp/htmldata/H03/H03HO036.html
11) 野口宏（主任研究者）：救急救命士の処置範囲に関わる研究．平成24年度厚生労働科学研究費補助金　地域医療基盤開発推進研究事業，総括分担研究報告書，2013.
12) 厚生労働省医政局指導課：霞ヶ関通信―救急救命士の処置拡大について．プレホスピタル・ケア 2014；27：49.
13) 平澤博之（主任研究者）：救急救命士による特定行為の再検討に関する研究．厚生労働科学医療技術評価総合研究事業，平成14年度総括究報告書，2003.
14) 平澤博之（主任研究者）：救急救命士による特定行為の再検討に関する研究．厚生労働科学医療技術評価総合研究事業，平成15年度総括研究報告書，2004.
15) 総務省消防庁：救急・救助の現況．平成25年度版．2013.
    http://www.fdma.go.jp/neuter/topics/fieldList9_3.html
16) 小濱啓次，他：現場および来院時心肺機能停止例の予後に関する調査研究．日本救急医学会・救急救命法検討委員会編，1998.
17) 厚生省健康政策局指導課：病院前救護体制のあり方に関する検討会報告書（概要）（平成12年5月12月）．2000.
    http://www1.mhlw.go.jp/shingi/s0005/s0512-3_10.html
18) 日本救急医学会メディカルコントロール体制検討委員会編，日本救急医学会，厚生労働省，総務省消防庁監：病院前救護とメディカルコントロール．医学書院，東京，2005.
19) 小濱啓次：わが国のメディカルコントロール体制（MC体制）の現状と問題―全国消防本部の救命救急センターの調査結果から．小濱啓次編，新しい救急医療体制の構築．へるす出版，東京，2009, pp191-200.

20）小関一英，福田充宏，熊田恵介：地域における救命救急センターと地域の救急医療機関との連携と機能強化の方策に関する研究．厚生労働科学研究費補助金，地域医療基盤開発推進研究事業，救急医療体制の推進に関する研究（主任研究者；小濱啓次），平成19年度総括・分担研究報告書，2009．
21）小濱啓次：ドクターヘリ―救急医療とヘリコプター：実現への道程・運用の実際・航空医学．へるす出版，東京，2003．
22）学校法人川崎学園川崎医科大学附属病院：平成13年度ドクターヘリ運航実績報告書．川崎医科大学附属病院，倉敷，2002．
23）小濱啓次（主任研究者）：ドクターヘリ，ドクターカーの実態を踏まえた搬送受入基準ガイドラインに関する研究―特にドクターカーについて．平成21年度厚生労働科学研究費補助金　厚生労働科学特別研究事業，2010．
24）山本保博（主任研究者）：阪神・淡路大震災を契機とした災害医療体制のあり方に関する研究報告書．平成7年度厚生科学研究補助金，健康政策調査研究事業，厚生省医政局指導課，2002．
25）小濱啓次：医師は専門医になる前に救急医になるべき．海堂尊編著，日本の医療知られざる変革者たち．PHP研究所，京都，2014，pp53-73．
26）福井次矢：臨床研修必修化から10年，当初の意図から外れ「幅広い診療能力」がないがしろに．日経メディカル2014；4月号．
27）小濱啓次：救急医学教育―その理論と実践．へるす出版，東京，1995．
28）小濱啓次：救急医療改革―役割分担，連携，集約化と分散．東京法令出版，東京，2008．
29）小濱啓次編著：新しい救急医療体制の構築．へるす出版，東京，1999．
30）小濱啓次，他：阪神・淡路大震災におけるヘリコプターを用いた傷病者の搬送―その実態と評価．阪神・淡路大震災におけるヘリコプター運用の実態調査委員会編，阪神・淡路大震災におけるヘリコプター運用の実態調査委員会，兵庫県，神戸，1998．
http://web.kyoto-inet.or.jp/org/kanpo/3W/houki/saigai.html

2章

病院前救急診療体制

1）ドクターヘリ

1. ドクターヘリの始まり

　傷病者が発生した時，治療・処置の開始が早ければ早いほどよい結果を招くのは当然である。緊急度の高い外傷や疾患ではなおさらである。この概念によって生まれたのが病院前救護であり病院前診療と考えられる。

　わが国においては，人口が多く救急傷病者の発生が多い都市部で，プレホスピタルケアとしてのドクターカーが開始された。また，救急隊員を教育・訓練し，救急救命士として限定された医療行為を行える制度を立ち上げた。ドクターカーは一部の大都市から開始され，現在では多くの二次・三次救急医療施設で運用されている。その運用実態はさまざまで，地域の事情によるところが大きいが，一般に活動範囲は救急車で数十分以内の限定された範囲にとどまる。

　一方，ヘリコプターを使用した組織的な救急搬送は，世界的にみると昭和25（1950）年の朝鮮戦争が初めてであった。平時の傷病者搬送としては昭和27（1952）年にスイスで開始されたエアーレスキューがその始めである。その後，1960年代のベトナム戦争で実用的に使用され，1970年代にはドイツや米国で交通事故による負傷者の救助のためにヘリコプターが使用され始め，次いでスイスではヘリコプターで医療チームを事故現場へ送り込むことが開始された。

　わが国では，傷病兵の搬送にヘリコプターを使用した事例は太平洋戦争以前から記録されているが，一般市民に対しては昭和35（1960）年頃に自衛隊ヘリコプターで救急搬送することから始まった。1980年代に入ってからドイツでのヘリコプター救急体制が知られるようになり，その有用性の実験もなされたが，しばらくは国として救急専用ヘリコプターの導入作業は進まなかった。平成7（1995）年の阪神・淡路大震災の発生を契機に，発災後の急性期にヘリコプターの使用がなされなかったことによる不利益および使用した場合に推定される有効性が改めて議論され，ドクターヘリ導入への機運が高まった。平成11（1999）年

2章　病院前救急診療体制

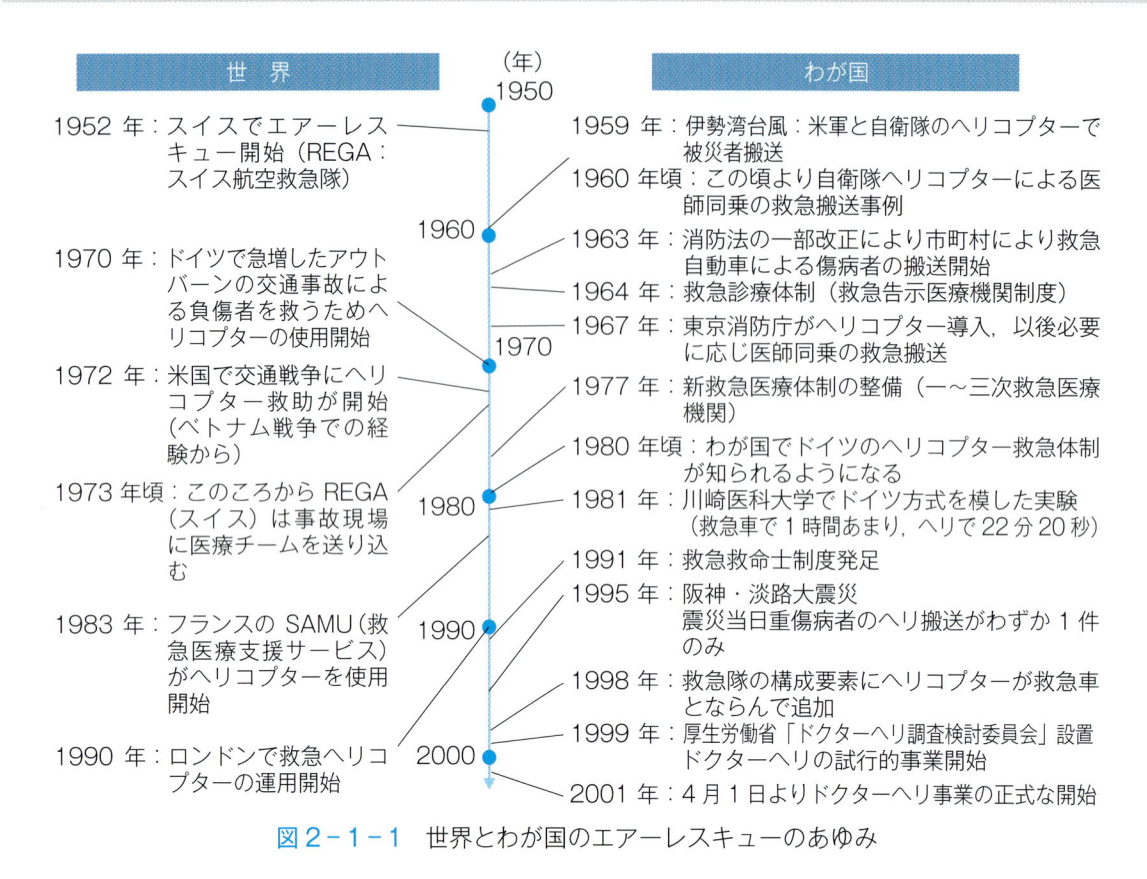

世界	(年)	わが国
	1950	
1952年：スイスでエアーレスキュー開始（REGA：スイス航空救急隊）		1959年：伊勢湾台風：米軍と自衛隊のヘリコプターで被災者搬送
		1960年頃：この頃より自衛隊ヘリコプターによる医師同乗の救急搬送事例
	1960	1963年：消防法の一部改正により市町村により救急自動車による傷病者の搬送開始
1970年：ドイツで急増したアウトバーンの交通事故による負傷者を救うためヘリコプターの使用開始		1964年：救急診療体制（救急告示医療機関制度）
		1967年：東京消防庁がヘリコプター導入，以後必要に応じ医師同乗の救急搬送
	1970	
1972年：米国で交通戦争にヘリコプター救助が開始（ベトナム戦争での経験から）		1977年：新救急医療体制の整備（一〜三次救急医療機関）
1973年頃：このころからREGA（スイス）は事故現場に医療チームを送り込む		1980年頃：わが国でドイツのヘリコプター救急体制が知られるようになる
	1980	1981年：川崎医科大学でドイツ方式を模した実験（救急車で1時間あまり，ヘリで22分20秒）
1983年：フランスのSAMU（救急医療支援サービス）がヘリコプターを使用開始		1991年：救急救命士制度発足
		1995年：阪神・淡路大震災　震災当日重傷病者のヘリ搬送がわずか1件のみ
	1990	1998年：救急隊の構成要素にヘリコプターが救急車とならんで追加
1990年：ロンドンで救急ヘリコプターの運用開始	2000	1999年：厚生労働省「ドクターヘリ調査検討委員会」設置ドクターヘリの試行的事業開始
		2001年：4月1日よりドクターヘリ事業の正式な開始

図2−1−1　世界とわが国のエアーレスキューのあゆみ

に厚生労働省「ドクターヘリ調査検討委員会」が設置され，ドクターヘリの試行的事業開始，そして平成13（2001）年4月1日よりドクターヘリ事業の正式な開始に至った（図2−1−1）。

開始当初は運航するドクターヘリ機数はゆっくりとした増加であったが，平成19（2007）年に「救急医療用ヘリコプターを用いた救急医療の確保に関する特別措置法」いわゆるドクターヘリ法案が成立したあとは急激に増加し，平成26（2014）年5月1日現在，36道府県，43機のドクターヘリが運航するに至った（図2−1−2a）。なお，図2−1−2bで示すように北海道では3機，青森県，千葉県，長野県，静岡県，兵庫県では2機を配備して活動している。

また，実績としての出動件数もドクターヘリ機数の増加と同様の推移であるが，とくに近年の年間出動件数の増加は著しく，平成25（2013）年度は2万件を超える出動となった（図2−1−2c）。

2. ドクターヘリの特徴

1) 定　義

ドクターヘリとは，救急医療の専門医および看護師が同乗し，救急医療用の医療機器が装備されており，現場などから医療機関に搬送するまでの間に治療を行うことができる救急医

1）ドクターヘリ

図2-1-2a　ドクターヘリ機数の年次推移

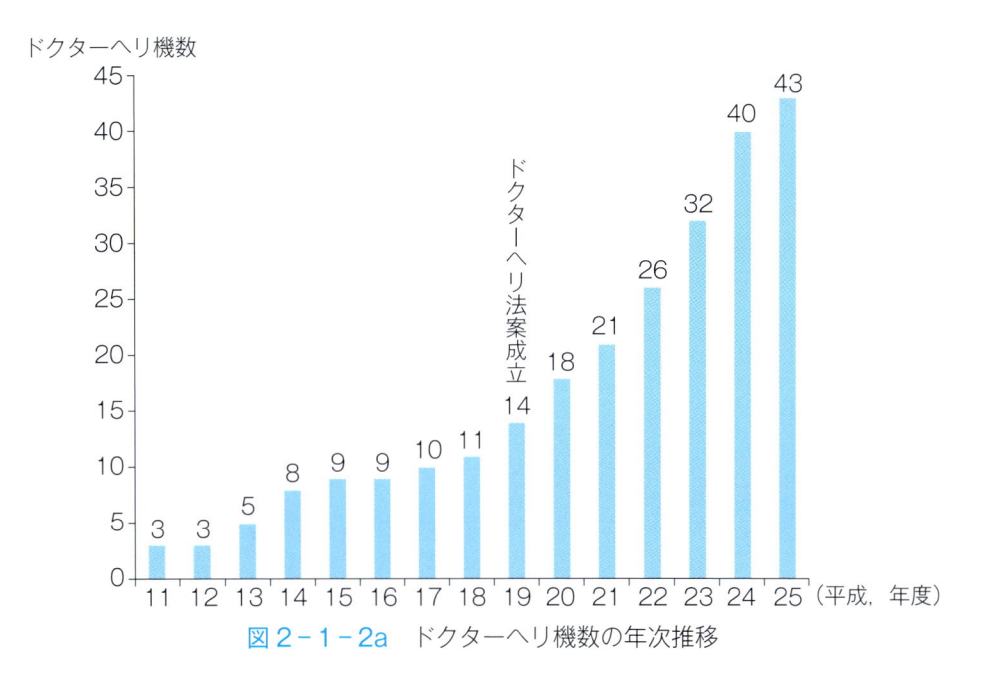

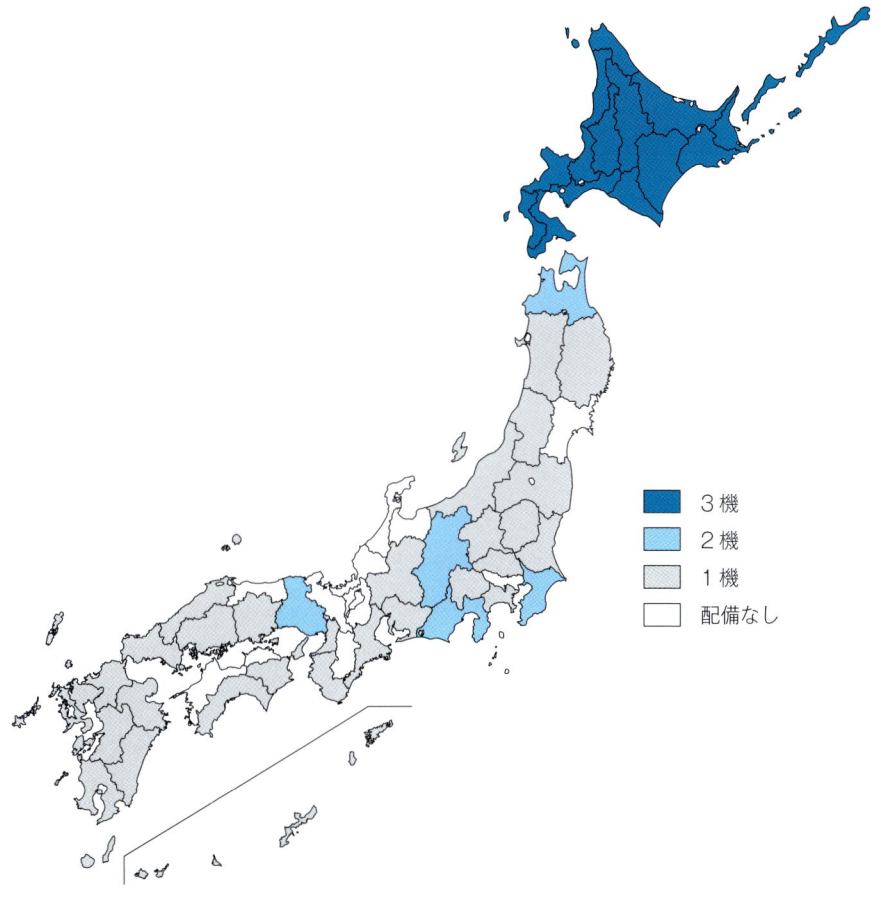

図2-1-2b　ドクターヘリ配備地域（平成26年5月現在）

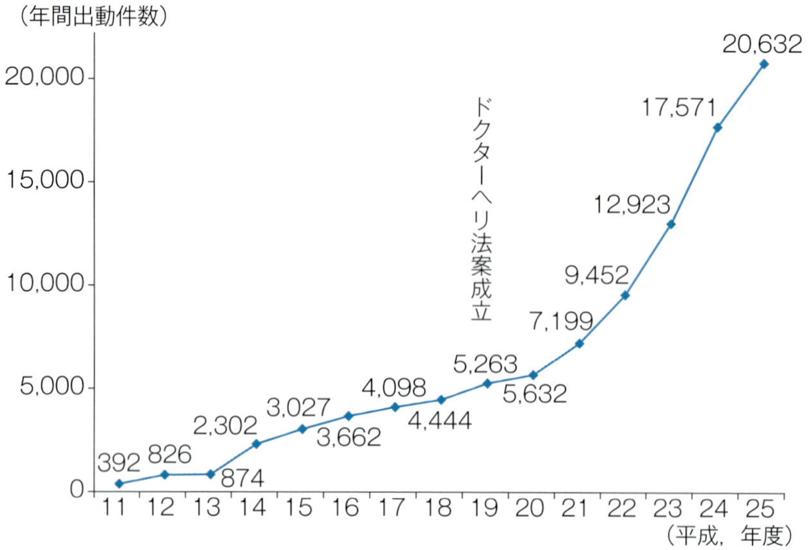

図2-1-2c　ドクターヘリ出動実績（出動件数）の年次推移

療専用のヘリコプターのことをいう。とくにここで強調しておきたいことは「速く運ぶ」というよりも、「早く治療を開始する」ところに意義があることである。ヘリで速く搬送するだけなら消防ヘリと大差がなく、現場から早く治療を開始することができるか否かが決定的な違いである。

2）医師（フライトドクター）の要件

ただ医師が搭乗すればドクターヘリというわけではない。救急医療を専門とする医師が搭乗する必要がある。出動現場での診療は、病院内での診療と異なり、医療空間や時間、マンパワーや医療資機材も限定された、非常に過酷な条件下での診療となる。そのなかで、的確な病態判断と必要最小限の処置を行い、患者の病態と地域の救急医療事情に応じた搬送先を決定し、受け入れ病院まで状態の安定化を図らなければならない。これには救急医として相当の技量が要求される。救急医として十分経験を積み、ヘリコプターの特性、機内での動作・安全管理などを訓練されたうえでなければ、フライトドクターとして搭乗すべきではない。特定非営利活動法人「救急ヘリ病院ネットワーク（HEM-Net）」は平成22（2010）年度からドクターヘリ搭乗医師・看護師などへの研修に助成する事業を開始したが、研修カリキュラムのなかで、行動目標の基本的事項を表2-1-1のように示している。これは、すなわちフライトドクターに求められる要件である。なお、日本航空医療学会では平成11（1999）年からドクターヘリ講習会を開催しており、対象はドクターヘリにかかわる医師のみでなく、看護師・救急隊員・運航関係者などとされ、これまでの受講者は3,000名を超えている。

3）ドクターヘリ導入に必要な施設整備

救急患者には一刻でも早い治療の開始が必要なため、要請があればできるだけ早く出動しなければならない。一般に出動要請から5分以内に離陸（出動）することが求められている。したがって通常、基地病院の敷地内にドクターヘリ離着陸のためのヘリポートが必要となり、

表2-1-1　フライトドクターに求められる要件

1）迅速な出動を実践できる
2）適切な安全管理（air medical resource management；AMRM）が実施できる
3）クルー／消防との適切なコミュニケーションがとれる
4）非日常的環境下での臨床診断ができる
5）現場における適切な治療ができる
6）適切な病院選定と搬送が実施できる

【HEM－Netドクターヘリ搭乗医師研修参加資格】
①基地病院責任者にあっては，日本救急医学会救急専門医の資格を有する者，またはドクターヘリ基地病院の責任者（救命救急センター長）とする。ただし，ドクターヘリに搭乗する責任者の場合は，次項以降の研修資格要件となる。
②ドクターヘリの搭乗予定者にあっては，5年以上の臨床経験と救急専任医として1年以上の診療経験を有する者。
③JATEC™またはJPTEC™コースのいずれかを受講していること。
④原則として日本航空医療学会のドクターヘリ講習会を受講していることが望ましい。

（HEM－Netドクターヘリ搭乗医師研修標準カリキュラムより抜粋）

ヘリポートから基地病院内の初期診療室までの患者搬送ルートも整備しなければならない。

4）基地病院について

ドクターヘリの基地病院は三次救急医療施設であることが要件である。したがって，すべての基地病院は救命救急センターを有している。

3．ドクターヘリ運用について

1）出動要請とその後の動き

パイロットと整備士はドクターヘリ運航センターで待機し，医師や看護師はいつでも出動できるようにして救命救急センター内で勤務しながら待機しているのが一般的である。ドクターヘリの要請は一般市民からできるものではなく，消防本部が通報内容や傷病者の状態から判断して運航センターのホットラインへ要請をかける。要請と同時にパイロットと整備士は離陸準備にかかり，医師・看護師は医療資材を携行して機内へ乗り込む。その間に出動先の場所を運航センターの運航管理者（communication specialist；CS）が消防へ確認する。運航圏内には多数の臨時ヘリポート（例えば福岡県内には800カ所以上）が指定されているが，現場到着までの時間を短縮するため離陸後にCSから目指すべき臨時ヘリポートの場所を指示され飛行する。臨時ヘリポートでは消防隊員が地上の安全確保を行っているが，最終的には上空からパイロットが安全を確認したうえで着陸する。

臨時ヘリポートは，例えば学校のグラウンド，公園など公共施設を利用することが多いが，「航空法」に規定されたヘリの離着陸に適した広さが必要になる。また，傷病者発生現場の直近にヘリが着陸できる安全な場所があれば，地上の消防隊員と安全確保のため，無線で交信しながら現場直近に着陸する場合もある。

表2−1−2　ドクターヘリ待機時間（福岡県の場合）

	開始時間	終了時間
4月	8時30分	18時
5月		18時30分
6月		18時30分
7月		18時30分
8月		18時
9月		17時30分
10月		17時
11月		16時30分
12月		16時30分
1月		16時30分
2月		17時
3月		17時30分

2）ドクターヘリ飛行の条件

「航空法」上，ドクターヘリは有視界飛行であるため，定められた視程が得られなければ飛行できず，日没後の離発着は規定に沿った照明設備があるヘリポートでなければできない。したがって，わが国のドクターヘリは安全確保の観点からも夜間運航はなされていない。また，パイロットの連続勤務時間は12時間以内となっているため，ドクターヘリの稼働時間は通常病院の始業時間から，長くても日没までが原則となる。表2−1−2に福岡県ドクターヘリの待機時間（出動要請を受ける時間）を例示する。待機時間は運航圏の地理的状況，つまりその地域の日没時刻によっても変わってくる。

さらに天候によっても定められた視程が得られない場合は飛行できず，季節的・地理的影響を受ける。

3）出動チームの編成

出動するチームは医師，看護師，パイロット，整備士の4人で構成されるのが標準的であるが，地域によっては常時医師2名に看護師1名といった編成をとるところもある。

4）現場出動における診療

現場出動で治療処置を行う場所は，輸液ルート確保と酸素投与程度であれば救出中から行えるが，救出後は現場でもっとも衛生的で医療環境として整っている救急車内で診察と処置を行うことが多い。ドクターヘリ内で医療処置を行うことのできる空間は意外と狭く，基本的に重症患者であれば1名の収容しかできない。場合により家族を搭乗させることもできるが，その場合でも1〜2名である。また，聴診も困難で振動が激しい場合は測定した血圧も信頼性に乏しいことが多い。重傷者の救命には呼吸と循環を維持することがもっとも重要で，それを目的とした現場出動で行える検査・処置の一覧を表2−1−3に示す。

5）経費について

ドクターヘリ出動において患者の負担は基本的に往診料のみである。運航に係る経費は税

表2-1-3　出動現場で可能な検査・処置

検査	心電図（12誘導） 心エコー・腹部エコー（体腔液存在の検索が主眼） 経皮的酸素飽和度 血糖測定　など
処置	・A：気管挿管 ・A：外科的気道確保 ・B：酸素投与 ・B/C：胸腔および心囊ドレナージ ・C：末梢および中心静脈ルート確保 ・C：急速輸液 ・C：除細動/体表ペーシング ・C：膀胱留置カテーテル挿入 ・A/B/C：薬剤投与 ・(C)：その他，簡単な外科処置（創洗浄，止血処置など） ・(C)：シーネ固定，圧迫止血など ・(C)：施設によりショックパンツ装着，骨盤固定整復装具装着，大動脈内バルーン遮断，開胸下大動脈クランプなど ・その他，保温・冷却など

金で賄われ，国と道府県が1：1で負担している。しかし，約2億円強の経費の半分を地方自治体が負担することになるため，財政事情によっては導入に消極的な地域もある。

6）出動要請基準

　出動要請基準は，各地域で若干異なるが，傷病者の状態が重篤な場合，つまり生命の危険が推測される場合を基準としているのが標準的である。当初は，救急隊員が患者と接触して初期評価を行い，重症度や緊急度からドクターヘリ要請を行っていたが，最近では救急隊が患者に接触する前に，すなわち通報段階であらかじめ定めておいたキーワードが聴取されればドクターヘリを要請するという方式，いわゆる「キーワード方式」を採用するところも多くなった。この方式は理論的にはオーバートリアージが増えるかもしれないが，通報からフライトドクターが患者に接触する（すなわち治療開始）までの時間短縮にはきわめて有効である。また，消防サイドとは病態の過小評価を避けるためのオーバートリアージは許容されることを共通認識としている。

　ドクターヘリの要請にあたりその質を高めるには，1つひとつの事例を振り返る検討会が重要である。消防の立場からすると少ない情報量のなかでいかに重要な情報を拾うか，病態をどのように推定するかをフィードバックして，ドクターヘリスタッフ側との良好な意思の疎通を構築しておかなければならない。そのための事例検討会は有用で，各施設とも定期的に行っている。

4. 特異な運用の仕方として

1）消防ヘリとの共同運航

　一時，「消防防災ヘリのドクターヘリ的運用」を試みた基地病院があった。広島や熊本，高知県などである。行政側からみると，すでに消防がヘリをもっているのだから，それを有

効に使用する方法として考えられたものである。すなわち，消防防災ヘリ内に医療用の機材をあらかじめ搭載しておき，傷病者発生の通報があった場合もしくは現場の救急救命士が医師の現場派遣を要請した場合に，消防防災ヘリが離陸し，現場へ向かう途中で医師をピックアップする方式である。この方式は経費を抑えることができる点が最大のメリットであるが，医師をピックアップする時間がかかること，消防防災ヘリ本来の用途との調整などで使用できない場合もあることなどのデメリットも存在した。平成19（2007）年にドクターヘリ法案が成立し，その後全国的にドクターヘリが普及した現在，消防防災ヘリのドクターヘリ的運用はほとんどみられなくなった。しかし，熊本県は消防防災ヘリのドクターヘリ的運用を行っていたところにドクターヘリを導入した経緯もあって，消防防災ヘリとドクターヘリのユニークな共同運用を展開している。その概要は，現場出動要請に対してはドクターヘリが出動し，施設間搬送は消防防災ヘリが医師をピックアップして搬送するものである。そして，出動中の要請に対しては相互に補完しあうシステムを構築している。基地病院と協力病院および消防組織との連携が非常にうまく取れている先進的な例である。

2）県域を越えた共同運航

　ドクターヘリは基本的に道府県単位で導入されており，事業費用は国と道府県の補助金すなわち税金で賄われる。したがって，活動範囲は基地病院の所在する各道府県内に限られるとするのが当初の考え方であった。しかし，医療圏は県境を越える場合も多々あり，例えば県境を越えた近傍の重大事故などドクターヘリのよい適応にもかかわらず，出動できない事例が生じ，人道的にも医療倫理的にも不条理なことから，ドクターヘリを導入した県と導入していない県との協定が結ばれ出動できるようになってきた。例えば福岡県ドクターヘリは久留米市に基地病院が存在しているが，同市は福岡県の南部に位置し，日田市を中心とした大分県西部，また鳥栖市を中心とした佐賀県東部に隣接している。日田市や鳥栖市の重症救急患者は久留米市に存在する救命救急センターに搬送されてきていた経緯もあり，ドクターヘリが導入されて間もなく県間の協定により，大分県西部および佐賀県内のドクターヘリ事案にも出動できる態勢を敷いた。また，関西広域連合という府県域を越えた行政機構のなかで，兵庫・鳥取・京都・大阪・和歌山・徳島の1府5県はドクターヘリの共同運航を行っており，平成27（2015）年5月以降には滋賀県のドクターヘリ運航開始に伴い，滋賀県ドクターヘリもこの共同運航に組み込まれる予定である。厚生労働省はこのような広域運用を推奨しており，各地で広域における共同運航の取り組みは進展しつつある。

3）高速道路の事故に対する取り組み

　高速道路での交通事故は高エネルギー外傷を生じる可能性が高いうえ，いったん事故が発生すると救急車では事故発生現場まで最寄りのインターチェンジから接近するしかなく，激しくなった渋滞によって現場到着までに長時間を要するケースもある。このような場合，交通の途絶した下流の本線上にドクターヘリを着陸させることができれば，医師が患者に接触するまでの時間を大幅に短縮することができることから，高速道路本線上のドクターヘリ着陸に向け，国土交通省・厚生労働省・警察庁・消防庁の4省庁間合意のもと通知文書が発簡

され，それを根拠にドクターヘリ運航圏単位で消防・警察・NEXCO（Nippon Expressway Company Limited）およびドクターヘリ運航会社による検討がなされた。高速道路本線上のドクターヘリの着陸は，二次災害を生じないように十分な安全を確保することが条件である。また，交通に与える影響も大きいことから，インターチェンジ出口やサービスエリア駐車場またはヘリポートなどが使用可能あるいはその使用でも間に合う場合には，むやみに本線上の着陸を行わないようになっている。

4）災害時のドクターヘリ

平成23（2011）年の東日本大震災の急性期に，当時運航していたドクターヘリ26機のうち，18機が全国各地から被災地域に参集し支援を行った。このような大規模な被災地支援活動は初めてのことであったため，多少の混乱を生じたものの，ドクターヘリは被災地支援に非常に有用であることが判明した。事後の検討会では震災でのドクターヘリ運用における問題点と課題が検討され，現在では全国を約7〜8のブロック（半径約300kmの範囲）に分け，ブロックごとに一次支援を行うシステムが構築されつつある。

また，参集したドクターヘリをどの基地病院が統制し，統制する基地病院はどの機関と調整を行うかについて各地域で検討されている。さらに，被災地内の支援のみにとどまらず広域医療搬送によって搬送された受け入れ拠点においてもドクターヘリは有用であると考えられる。

5. どのような場合に有効か？

ドクターヘリは重症度や緊急度の高い症例に対してすべて適応といえるが，傷病者発生現場から治療を開始することが可能であるため，とくに緊急度の高い外傷や疾患に対してその能力を最大限に発揮する。また，へき地・離島のように地理的条件として三次救急の適用である患者の発生場所から救命救急センターまでの距離が遠い場合や，複数傷病者の発生した局所災害などがドクターヘリのよい適応となる（表2-1-4）。平成25（2013）年度の全国集計ではドクターヘリで診療した傷病者数は約1万9千人弱であったが，もっとも多いのは外傷症例であった。生命の危機や後遺障害をきたす可能性のある脳卒中を主とした脳血管疾患や心大血管疾患を加えると3/4を占める（図2-1-3）。

傷病者搬送のみでなく，専門医や医療器材を重症救急患者の発生した病院へ投入する手段としても有用である。例えば，地域の中核病院で心臓カテーテル中に冠動脈が塞栓し，心室頻拍（VT）を繰り返すようになった症例で，循環状態不安定のためドクターヘリが要請されたが，ヘリ搬送さえも困難であったため，心臓カテーテル専門医と依頼元にはない補助循環装置（percutaneous cardiopulmonary support；PCPS）をドクターヘリで投入した。日没間際であったためヘリは帰還し，当院から派遣した専門医によるPCPSの装着とPCI（percutaneous coronary intervention）による血流の再開通を行い，IABP（intra-aortic balloon pumping）も併用した形で夜間に救急車での搬送となった。

ドクターヘリは現行装備と各種規制，安全確保面から運航は昼間に限られる。したがって，

表2-1-4 ドクターヘリのよい適応例

症例・病態：生命の危機が考えられる場合
ショック（とくに外傷による出血性ショック） 脳血管障害（脳卒中）症例 急性冠症候群・大血管疾患 周産期救急 四肢切断（再接着術目的） 重症熱中症 重症熱傷
地理的条件
広範囲な医療圏で，救急病院が少ない地域 （傷病者発生現場から救急病院までの距離が長い場合，あるいは，へき地・離島など）
災　害
複数傷病者の発生した事案，局所災害 広域災害での被災地内支援

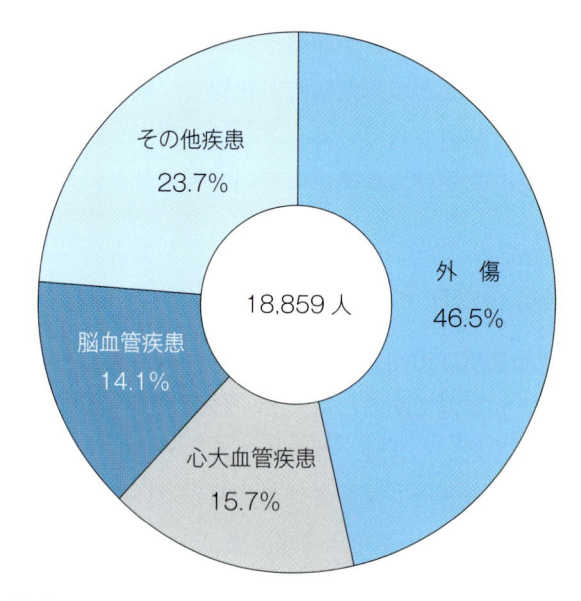

図2-1-3 平成25年度診療患者における疾患分類

- その他疾患 23.7%
- 外傷 46.5%
- 心大血管疾患 15.7%
- 脳血管疾患 14.1%
- 18,859人

夜間に発生した救急患者にはドクターヘリは対応できない。もし，完全な夜間運航を行った場合，現在の経費や運航にかかわる従事者（パイロット・整備士など）も3倍は必要となる試算があり，現時点で現実的ではない。ドクターヘリによって対応した傷病者の約半数が外傷であり，外傷のうち交通事故がやはり半数を占める。交通事故は朝や夕の通勤時間帯に多く発生するが，とくに夕方の通勤時間帯は日没前後にあたる。そこで，この時間帯をカバーすることが地域再生計画の基金のなかで検討され，福岡県八女地区をモデル事業として運航待機時間の延長という形で実施され始めた。当該地域の臨時ヘリポートに夜間照明設備を建設し，薄暮の時間帯に基地病院に帰還するのが前提であるが，通勤による交通事故多発時間帯に切り込んだ試みである。

6. ドクターカー

　ドクターカーは，平成（1990年代）に入ってから大阪府や船橋市で活発に行われ始め，逐次全国的に波及した。病院前救急医療としてのドクターカーは救急病院から医師や看護師が同乗して傷病者発生現場に急行し，現場から治療・処置を開始するシステムである。ドクターヘリに比べ活動範囲は狭くなるが，予算とマンパワーさえ確保できれば24時間の活動も可能となる。

　平成25（2013）年10月に公表された財務省総括調査票のなかのデータには平成24（2012）年度末現在，34地方自治体で152台のドクターカーが導入されているとある。

　しかし，平成26（2014）年3月，日本医師会救急災害医療対策委員会によって報告書が提出され，そのなかでドクターカーは主に病院間搬送に使用されてきた実態があることも指摘されている。平成24（2012）年度に大阪の千里救命救急センターでは1,909件，船橋市消防局では1,417件のドクターカー出動の記録があるが，これは突出した例であり，運用や出動内容は施設や地域の医療事情によって大きく異なっているのが現状である。全国的には1万件以上の出動が行われていると推定されるが，確たる統計資料は存在しない。

　近年は，医師・看護師のみが乗用車タイプの救急車，いわゆるラピッドカーに乗車し，現場に急行する施設もみられるようになってきた。ドクターヘリを運航している施設では悪天候時や夜間の補完として，あるいはドクターヘリとドクターカーを同時に出動させる施設もある。とくに局所災害や多数傷病者発生事例では有効な手段となる可能性が高い。

　ただし，昨今の病院事情ではドクターヘリに加えドクターカーを同時出動させるだけのマンパワーを維持していくのは容易なことではない。

　また，最近，消防署に医師が待機し，重症救急事案と判断される場合に同乗して出動する方式と救命救急センターに消防の救急車と救急救命士を常駐させ，出動していない時は病院実習を行い，出動があればドクターカーとして出動するワークステーション方式（ワークステーション型のドクターカー）が広がりをみせている。

7. ドクターヘリとドクターカーの今後

1）ドクターヘリの展望

　現在43機まで増加したことで，ドクターヘリを運航する府県が隣接している自治体は増加した。ドクターヘリの基地病院を中心に同心円を描くと，その円内には所在の府県内のみでなく，他府県が入ってくる。また，ドクターヘリの普及に伴い，要請件数も増加し，出動中に新たな要請がかかってくる事例つまり重複要請が増加しつつある。このような場合に，隣県のドクターヘリが対応可能であれば出動するシステム，いわゆる「相互乗り入れ」あるいは「広域運用」が望まれている。現在，隣接する県間で協定を結び関西広域連合のように共同運航する地域は数カ所存在するが，今後さらに増加するものと思われる。

　また，わが国における必要なドクターヘリの基地病院数は，本土を半径50kmの円ですべ

てカバーするとすれば，約70カ所になる．この数値は世界的にみると多すぎるものではなく，国土面積から換算すれば救急ヘリ先進国のスイスやドイツと同等である．財源にしても100％税金で賄うのでなく，企業の寄付を募ったり，保険制度を導入したりする工夫が必要と思われる．

また，マンパワーとして基地病院単独ではドクターヘリのスタッフを維持できない場合もあり得るため，例えば近傍にフライトドクターが勤務している病院があれば，そのフライトドクターを搭乗医師のローテーションに組み込むという方式も今後増加されるであろう．

2）ドクターカーの展望

日本医師会「救急災害医療対策委員会」の報告にもあるように，国や県の補助事業として十分な予算措置を行い制度化する必要がある．とくに都市部においてそのニーズは大きいと思われる．

8. おわりに

今日，わが国では病院前救急医療が徐々に充実をみせてきているが，これは病院前救急医療にたずさわる医療従事者の情熱によるものといっても過言ではない．マンパワー不足を解消するには待遇の改善とともに，病院前救急医療の重要性と意義の理解が必須である．そのためには，救急医学の新しい領域として病院前救急医学を医学部教育に取り込むことも望まれる．

【参考文献】

1) 滝口雅博：日本初のヘリコプター救急―自衛隊による救急救護．ドクターヘリ―導入と運用のガイドブック，日本航空医療学会監，小濱啓次，他編著，メディカルサイエンス社，東京，2007，pp192-195．
2) 滝口雅博：ヘリコプターや航空機による救急患者搬送の現状と課題．国際交通安全学会誌（IATSS Review）2000；25：135-142．

2）消防防災ヘリ

1. はじめに

　救急現場もしくは医療機関から救急患者をヘリコプターで搬送する手段には，ドクターヘリ，消防防災ヘリ，自衛隊ヘリ，海上保安庁ヘリ，都道府県警察ヘリなどの活用がある。なかでも消防防災ヘリによる救急患者搬送の歴史は古く，その出動件数も年々増加傾向にある。ここでは，消防防災ヘリの活動ならびに消防防災ヘリのドクターヘリ的運用に関して述べる。

2. 消防防災ヘリとは

1）消防防災ヘリの歴史と配備状況

　昭和41（1966）年に東京消防庁航空隊が創設され，以降，政令指定都市で順次消防ヘリコプターの導入を，阪神・淡路大震災以降は道県が防災ヘリコプターの導入を進めた。なお，ヘリコプターの運航主体が市（消防機関）であるか道県であるかで呼称が違い，以前は消防機関が運航するものを「消防ヘリ」，道県が運航するものを「防災ヘリ」と呼んでいた。しかし活動内容や目的が同じであるため，現在その呼称は「消防防災ヘリ」と統一している。なお，各都道府県に消防防災ヘリを少なくとも1機以上配備することが目標であることから，平成25（2013）年10月現在では消防機関（東京消防庁含む）保有が33機，道県保有が40機と計75機の消防防災ヘリが55団体の航空隊のもと45都道府県に配備されている。

2）消防防災ヘリの役割と特徴

　消防防災ヘリは救急，捜索，救助，消火，偵察，調査など，多岐にわたる活動業務を行う多目的ヘリである。つまり，救急患者搬送を主体とした救急活動だけでなく，山岳救助や水難救助など，陸上の救助隊が現場に接近できないような場所での救助活動（図2-2-1），山林や市街地での空中消火活動（図2-2-2），災害時などでの情報収集活動，その他調査などの業務がその活動主体となる。ホイスト装置（ホイスト式クレーン），ヘリTV装置（ヘリTVカメラ，防振台，送信機）などが標準的な装備であり，活動内容に応じ医療用資器材や消火資器材などの積み替えを行うのが一般的である。平成24（2012）年度の全国の消防防災ヘリの出動件数では，救急出動3,246件，救助出動2,035件，火災出動925件，その他187件と救急出動がもっとも多い[1]（図2-2-3）。

　消防防災ヘリは飛行場に隣接している航空隊基地に駐機していることが多く，パイロット・整備士などを民間企業に委託している民間委託形式と市県職員などで運営している自主運航形式とがある。また，ヘリコプターには耐空検査，飛行時間による点検が法的に義務づけられているため点検中は運休せざるを得ない状況があり，1機しか消防防災ヘリがない場合には，その間の活動は制限されることがある。しかし，隣県の航空隊間による相互応援協定な

2章　病院前救急診療体制

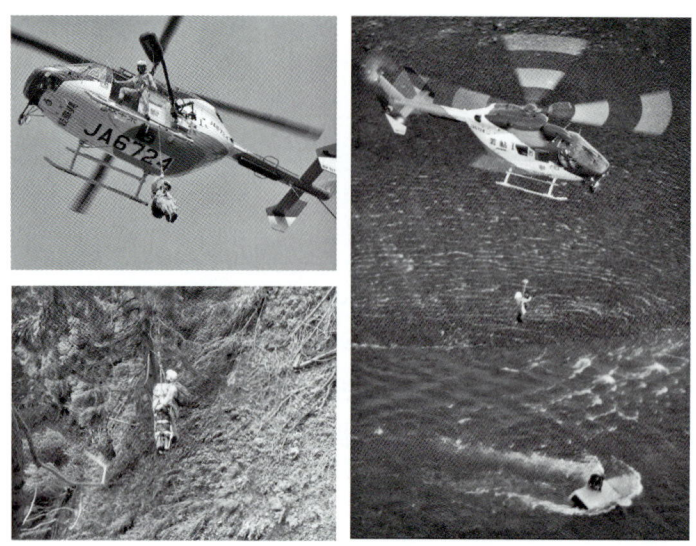

図2-2-1　消防防災ヘリの活動状況（救助活動）
山岳救助や水難救助など陸上からの活動に限界がある場合，空中からの支援活動を行う

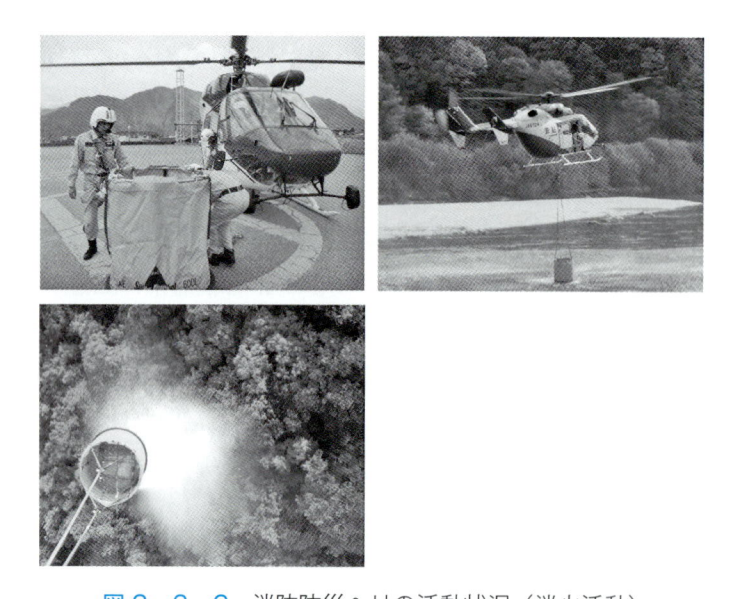

図2-2-2　消防防災ヘリの活動状況（消火活動）
消防防災ヘリは多目的ヘリであり，その活動に応じて資器材を積み替える。図は空中消火活動の様子

どにより，点検・運休時および災害応援時には互いの補完体制が構築され一貫した体制で運用可能となるようにしている。

3. 消防防災ヘリの救急活動

平成10（1998）年に「消防法施行令」第44条（救急隊の編成および装備の基準）の一部改正により，救急車のみであった搬送手段に回転翼機が加えられ，平成12（2000）年には「救

2）消防防災ヘリ

図2-2-3　消防防災ヘリの活動状況
消防防災ヘリの救急活動は年々増加傾向にある
（文献1より引用）

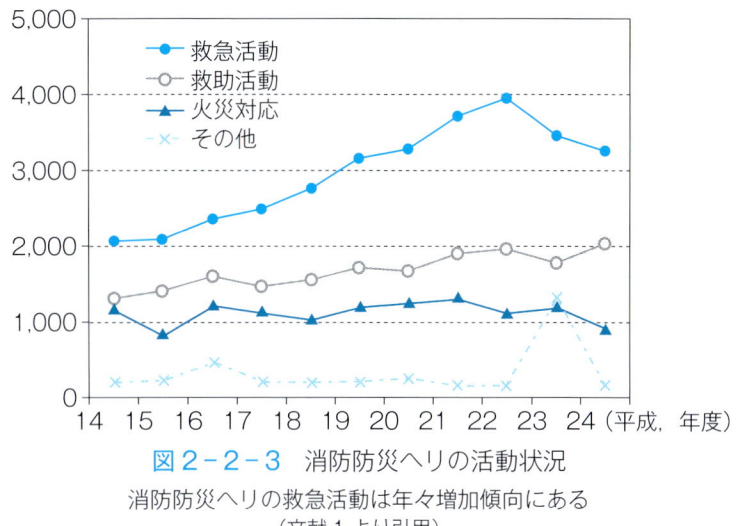

急ヘリコプターの出動基準ガイドライン」[2]が制定されるなど，消防防災ヘリの積極的活用に向けての整備がなされてきた．また，平成21（2009）年に行われた「消防防災ヘリコプターの効果的な活用に関する検討会」[3]では，①すべての災害活動機にかかわる安全対策の構築，②空中消火技術のより効果的な活用体制の構築，③救急活動への積極的な活用推進体制の構築，④365日・24時間運航体制の構築，が主な検討項目となった．とくに，③の救急活動に関しては「救急ヘリコプターの出動基準ガイドライン」の見直し，メディカルコントロール体制の拡充と各航空隊への救急救命士の配置，医師搭乗体制などに関し言及している．このように，消防防災ヘリを積極的に救急活動に用いるだけでなく，その活用は救急活動の質向上の手段として位置づけられている．

　なお，消防防災ヘリは消防機関所属のヘリであるため，救急活動に利用するためには現場の救急隊員もしくは指令などからの要請にもとづく活動が基本となる．例えば，救急現場付近の場外離着場から救急患者を医療機関に搬送する場合，要請元の消防機関との連携だけでなく，搬送先の医療機関を管轄する消防機関との連携が必要となることもある．これは要請元が医療機関である場合も同様で，搬送先となる医療機関にヘリポートがあるか否かで状況は若干異なる（図2-2-4）．また，出動要請から実際の出動は，各自治体が定める運航管理要綱の手順に沿って行われ，各自治体の防災担当者への報告のあと，航空隊隊長の判断によってなされる（なお，大規模災害時などでは市町村からの要請を待つことなくただちに出動可能としている）．

4．消防防災ヘリのドクターヘリ的運用

1）ドクターヘリ的運用とは

　消防防災ヘリは，既存の救急搬送システムであるため，医師の同乗体制を整えることができれば，ドクターヘリに近い運用が可能である．そこで消防防災ヘリで基幹病院などの医師

2章　病院前救急診療体制

①搬送先病院に離着陸場所（ヘリポート）がある場合

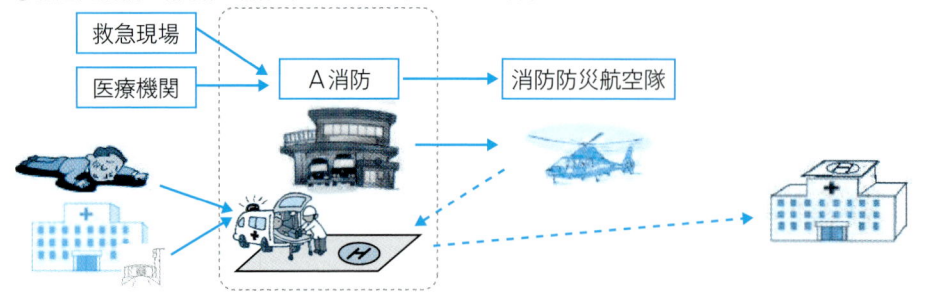

②搬送先病院に離着陸場所（ヘリポート）がない場合

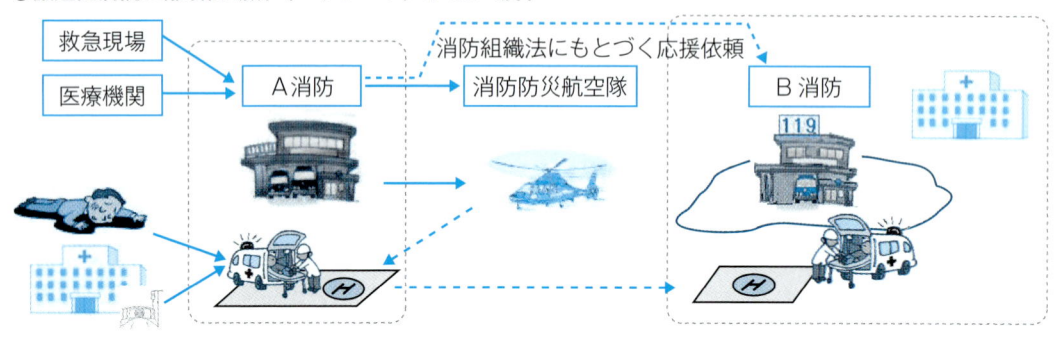

図2-2-4　消防機関との連携
搬送先の医療機関にヘリポートがある場合（①）は，医療機関への連絡だけで対応可能なことが多いが，搬送先の医療機関にヘリポートがない場合（②）では，搬送先の消防機関との連携が必要となる

をピックアップし救急現場もしくは要請元の医療機関へ向かう救急患者搬送システムを「消防防災ヘリのドクターヘリ的運用」という[4]。医師のピックアップは病院などのヘリポートなどで行うか，病院から医師を航空隊基地まで救急車などで運ぶなど各地域で異なるが，医師同乗体制の構築には，あらかじめ県もしくは消防機関と医療機関との間で協定などを結んでおくことが必要である（図2-2-5）。なお，消防防災ヘリの救急活動に関するアンケート調査報告書[5]によると，25団体が医師同乗体制ありと回答し，医師同乗体制の構築がきっかけとなり救急出動件数が大幅に増えたと述べている。また，全国消防防災航空隊資料集[6]によると，搭乗医師確保に関する協定を医療機関との間で締結しているところは19団体ある。

2) ドクターヘリ的運用の実際

基幹病院と航空隊とが連携し，ドクターヘリ的運用を行っている地域での実績を紹介する。以下に示す高知県，岐阜県とも病院屋上ヘリポートの有効活用と，医師の確実な同乗体制，ヘリ要請手続きの簡素化，医師が基本的な医療資器材を持参しヘリの機体装備を工夫するなど，救急患者搬送として利用しやすい環境を整えている。

a）高知県の場合

高知医療センター（救命救急センター併設）と高知県消防防災航空隊との連携により，平成17（2005）年3月からドクターヘリ的運用を開始している[7,8]。なお，高知県は山間地が

2) 消防防災ヘリ

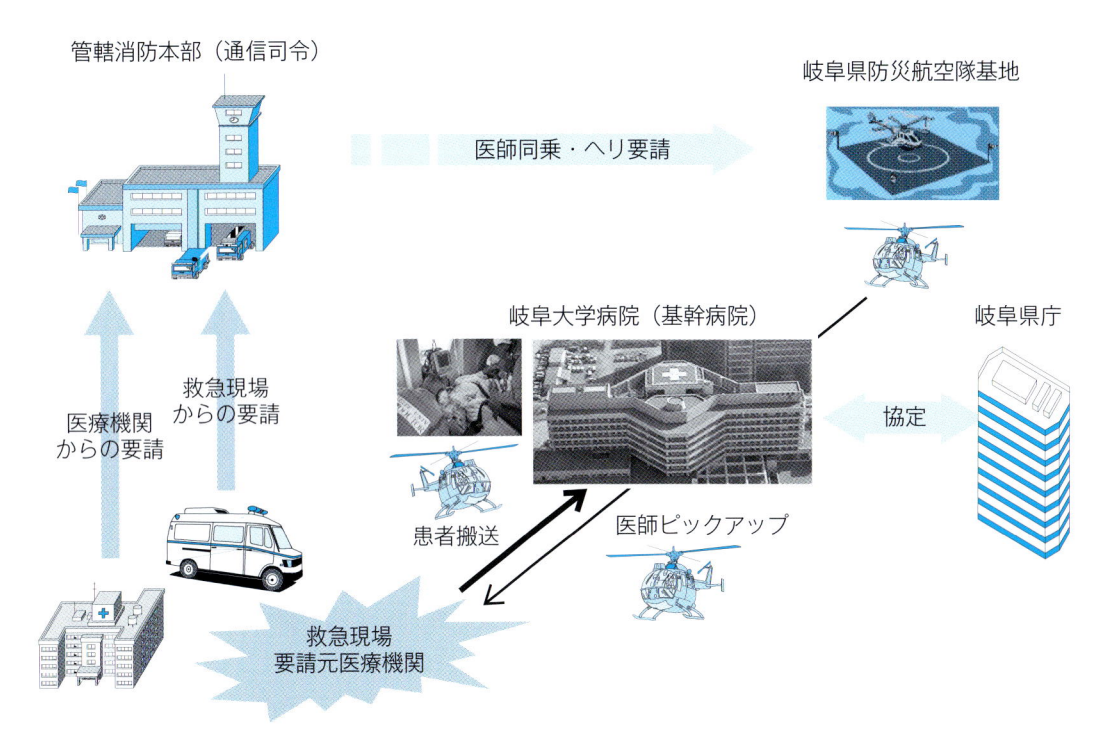

図2-2-5 消防防災ヘリのドクターヘリ的運用（岐阜県の場合）
基幹病院などの医師をピックアップし救急現場もしくは要請元の医療機関へ向かう救急患者搬送システムを消防防災ヘリのドクターヘリ的運用という。この場合，同乗する医師が所属する医療機関と消防機関との間に協定が結ばれていることが必要である

多いのと海に面しているという地域特異性から吊り上げによる救助事例が多いのが特徴で，着陸ができない場合にはホイストなどにより医師を救急現場に投入する方式の活動も試みられている。

b）岐阜県の場合

　岐阜大学附属病院（高度救命救急センター併設）と岐阜県防災航空隊との連携により，平成16(2004)年6月からドクターヘリ的運用を実施している[9]。運用開始後から平成23(2011)年3月末まで347件の搬送と受け入れを行い，その内訳は病院間搬送303件，救急現場搬送44件であった。基幹病院（岐阜大学附属病院）の医師同乗率は96％で，疾患別では心血管系や外傷などが多く，病院間搬送が主体で約9割はへき地医療支援目的となっている（図2-2-6）。また，岐阜大学附属病院の救命救急センタースタッフ（救急科専門医）が非常勤医師として定期的にヘリ要請することが多い医療機関へ医療支援を行っていることで，重症救急患者の円滑な病院間搬送を可能としているのが特徴である[10]。

　図2-2-7，図2-2-8に高知県消防防災航空隊と岐阜県防災航空隊の活動状況を示す。いずれも総活動件数の増加は救急活動件数の増加に伴っていること，ドクターヘリ的運用開始後からその件数が顕著に増加していること，高知県では救急搬送の割合が高いため活動時間における訓練などの時間が岐阜県よりも少ないことが特徴である。また，高知県では運休

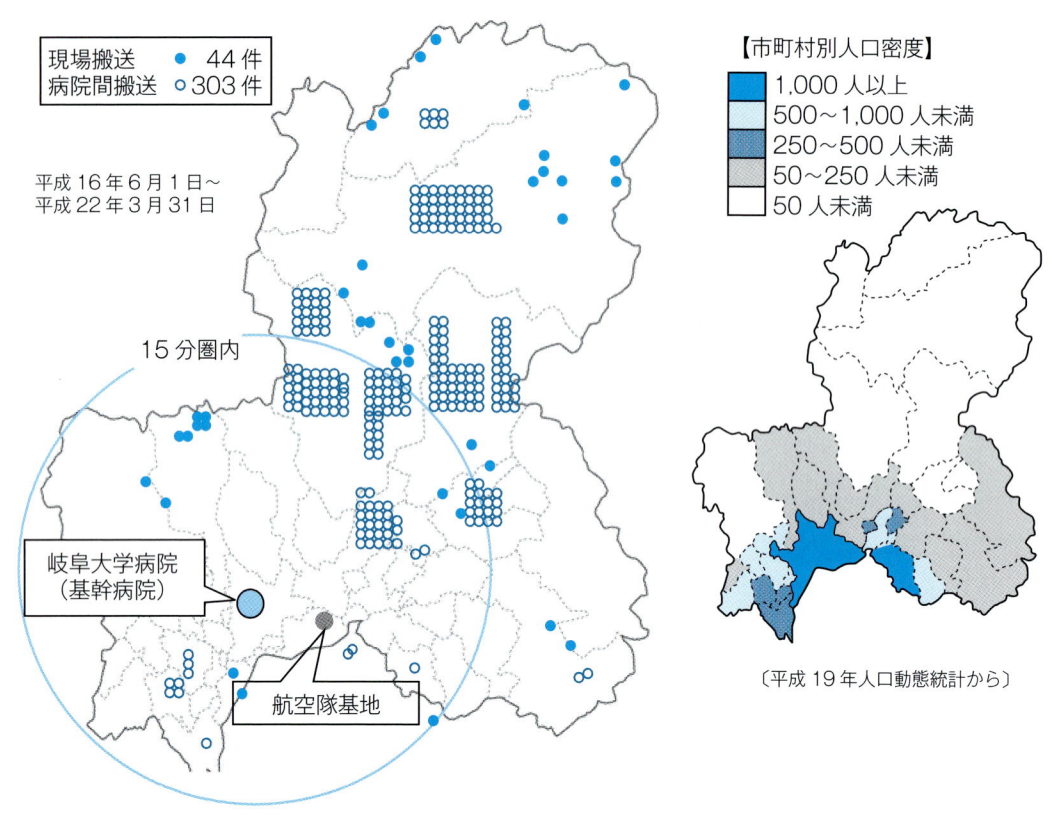

図2-2-6 岐阜県におけるドクターヘリ的運用の状況
病院間搬送が主体であり，人口密度の低い過疎地域からの搬送が多いのが特徴である

期間中の対応が，岐阜県では航空隊基地と基幹病院との距離的問題（距離があるため要請から医師搭乗まで時間を要する）が課題となっている[11]。

3）消防防災ヘリとドクターヘリの共同運航について

　ドクターヘリ法（「救急医療用ヘリコプターを用いた救急医療の確保に関する特別措置法」）は消防防災ヘリの救急活動を含めた総合的な救急ヘリ活動について言及していないため，消防防災ヘリのドクターヘリ的運用はあくまでドクターヘリへの移行手段にしかすぎないと捉えられている[12]。実際，図2-2-7のように高知県，岐阜県においては平成23（2011）年度からドクターヘリが導入されたことにより，消防防災ヘリによる救急活動件数が大幅に減少している〔平成23（2011），24（2012）年度の救急搬送件数は高知県47件，69件，岐阜県42件，31件となっている〕。ドクターヘリが導入されている県では互いの連携体制の構築が課題となっており[12]，前出の検討会でも，両者の活動に関して連携活動要領の策定と連携訓練などが重要であるとしている[3]。また，東日本大震災では，消防防災ヘリをはじめ多くのヘリコプターが現場にて活動したが，消防防災ヘリとドクターヘリの連携については，その主な役割が違うこと，指揮系統が異なっていることから，一元的・一体的な運用管理が困難であったと報告されている[13]。

2）消防防災ヘリ

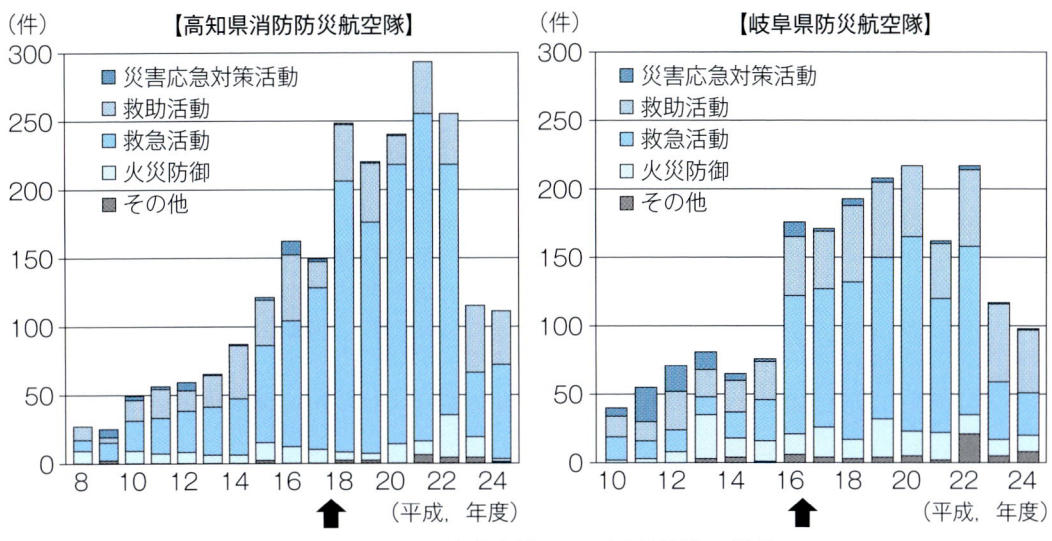

図2-2-7 消防防災ヘリの活動件数の推移
高知県消防防災航空隊ならびに岐阜県防災航空隊での活動件数の推移を示す
いずれも救急活動の増加に伴い活動件数が増加している（矢印以降，ドクターヘリ的運用開始）

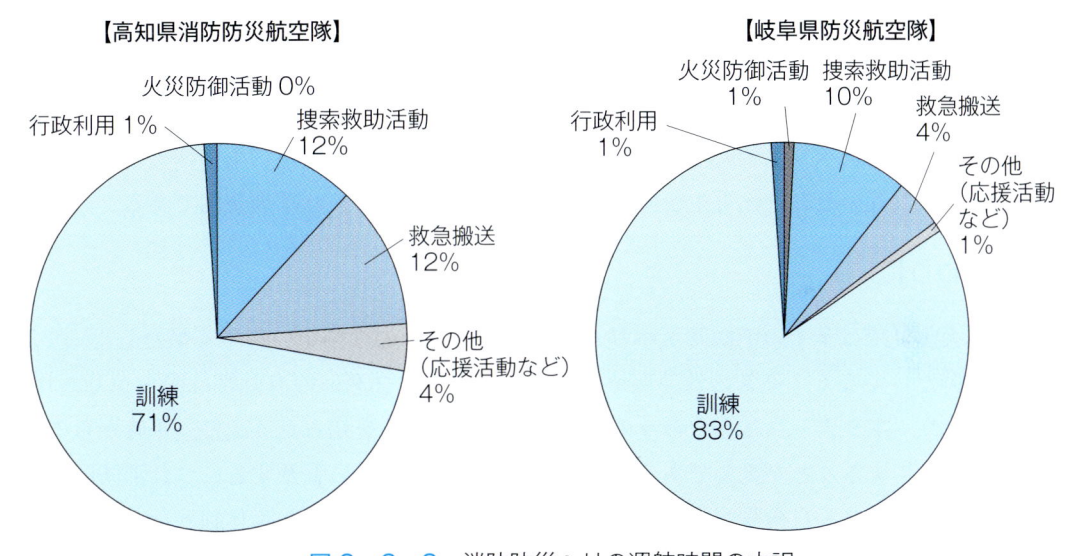

図2-2-8 消防防災ヘリの運航時間の内訳
高知県消防防災航空隊ならびに岐阜県防災航空隊の運航時間の内訳を示す（平成24年度）

5. 消防防災ヘリの問題点と今後のあり方

　消防防災ヘリは多目的ヘリであるため，医療専用のドクターヘリとは基本的に異なる（表2-2-1）。すなわち，ドクターヘリは医療機関主導であるため，医師が即，同乗できる体制にあるが，消防防災ヘリを救急患者搬送に活用する場合，要請手続きに始まり，医療資機材の搭載などが必要で，さらにドクターヘリ的運用とするには医師を医療機関からピック

表 2-2-1 ドクターヘリと消防防災ヘリの相違点

項目	ドクターヘリ	消防防災ヘリ
業務内容	救急専用	多目的活動
搭乗者	医師，看護師	消防防災隊員，自治体関係者など
出動要請	消防または病院より救命救急センター*などへ	要請手続きは各自治体ルール
出動時間	5分以内	医療装備装着時間が必要
駐機場所	病院内のヘリポート	空港，ヘリポート
運行主体	民間航空会社	自主運行，県警委託，民間委託
事業主体	医療機関（救命救急センター*）	自治体（消防防災課，航空隊）

ドクターヘリと消防防災ヘリの相違点を示す。消防防災ヘリは多目的活動を業務としたヘリコプターである
*高度救命救急センターを含む

アップしなければならない。要請から離陸，医師同乗までの時間（レスポンスタイム）をみても，消防防災ヘリの場合，10〜20分以上かかっている現状[11]ではドクターヘリが全国平均4.3分で離陸していることを考えると，決して速い対応とはいえない。しかし，消防防災ヘリは，新たな設備投資がいらないこと，吊り上げなどの救助活動が可能で消防との連携が円滑であること，災害対応への応用などが利点である。なお，松本ら[14]はドクターヘリ配備でも充実しない救急医療需要に対して，消防防災ヘリをいかに有効活用するかの視点での議論が重要であるとしている。これらから救急患者発生現場での救急処置・治療はドクターヘリに任せ，消防防災ヘリは救助活動や時間的に余裕のある病院間搬送に用いるのが現状では妥当であり，お互いその特性を生かす形で補填し合うことができれば理想的である[12]。

6. おわりに

東日本大震災では多くの消防防災ヘリが被災地入りしその役割をいち早く果たした[1]。大規模災害時だけでなく，通常の救急医療においてもヘリコプターの有効性は明らかであり，消防防災ヘリ，ドクターヘリなど種々のヘリコプターの特性を知ったうえで，平時からこれらを有効に活用することが重要である。ドクターヘリが全国的に普及するにつれ消防防災ヘリや海上保安庁ヘリ・自衛隊ヘリなど従来活用されてきたヘリとの共存体制と，互いの長所を生かす形の具体的な対応が求められる。

謝辞
　資料等を提供していただいた高知県消防防災航空隊，岐阜県防災航空隊の方々にはこの場を借りて感謝申し上げます。

【参考文献】

1) 総務省消防庁:救急救助の現況,平成25年度版. 2013.
 http://www.fdma.go.jp/neuter/topics/fieldList9_3.html
2) 総務省消防庁:救急ヘリコプターの出動基準ガイドライン.ヘリコプターによる救急システムの推進について.(平成12年2月7日),2000.
 http://www.fdma.go.jp/html/data/tuchi1202/120207kyu_21.htm
3) 総務省消防庁:消防防災ヘリコプターの効果的な活用に関する検討会報告書. 2009.
 http://www.fdma.go.jp/neuter/topics/houdou/h21/2103/210326-2_3.pdf
4) 石原晋,山野上敬夫,吉田哲,他:消防・防災ヘリコプターによるドクターヘリ的事業の施行.日航空医療会誌 2005;6:39-43.
5) 救急ヘリ病院ネットワーク(HEM-Net):消防防災ヘリコプターの救急活動に関するアンケート調査報告書. 2007.
 http://www.hemnet.jp/databank/file/07.3-%E6%B6%88%E9%98%B2%E9%98%B2%E7%81%AB%E3%83%98%E3%83%AA%E3%81%AE%E2%80%A6.pdf
6) ヘリコプタージャパン編:別冊 2009年度全国消防防災航空隊資料集. 2010.
7) 熊田恵介,福田充宏,澤田努,他:消防防災ヘリを利用した救急搬送—消防防災ヘリの今後の展望.日航空医療会誌 2007;8:15-19.
8) 熊田恵介,豊田泉,小倉真治,他:中山間地の暮らしを支えるヘリコプター救急—広域救急搬送体制の構築と充実に向けて.日航空医療会誌 2009;10:5-10.
9) 豊田泉,加藤久晶,松橋延壽,他:岐阜大学病院における防災ヘリのドクターヘリ的活用の現状.日航空医療会誌 2006;7:12-15.
10) 熊田恵介,吉田隆浩,豊田泉,他:へき地における救急搬送体制の構築—必要とされるへき地医療と救急医療との連携のあり方.へき地・離島救急医療研究会誌 2009;10:74-77.
11) 熊田恵介,豊田泉,小倉真治,他:消防防災ヘリの限界とドクターヘリとの協力体制の構築について—本邦における救急ヘリ活動とその展望.日航空医療会誌 2008;9:2-6.
12) 小濱啓次:ドクターヘリと消防防災ヘリとの協力体制の現状と将来のあるべき姿.日航空医療会誌 2007;8:2-5.
13) 救急ヘリ病院ネットワーク(HEM-Net):ドクターヘリと消防防災ヘリのコラボレーション—東日本大震災の教訓を踏まえて.HEM-Netシンポジウム報告書, 2012.
 http://www.hemnet.jp/databank/file/20120611001.pdf
14) 松本尚,小倉真治,勝見敦,他:消防防災ヘリコプターの"救急ヘリ"としての能力評価に関する検討.日救急医会誌 2011;22:758-764.

3）ドクターカー
（1）病院車を用いたドクターカー

1. はじめに

　病院前救急診療体制の発展は目覚ましく，全国各地でドクターカー・ドクターヘリを導入する医療機関が相次いでいる。とくに，長距離搬送を要することが少なく住居が密集している都市部においては，機動力やコスト，運用時間の観点からドクターカーを採用することが多い。髙山ら[1]の報告によると，全国でドクターカーを運用する救命救急センターは96施設（64.8％）に上り，運用方式としては自施設の病院車による運用が62施設（64.6％）と多い。運用車種に関しては，傷病者収容の可能な救急車タイプが74施設（78.7％）と多いが，医療従事者の搬送のみを行う乗用車タイプのラピッドカーを選択する施設も増加している。本項では，ドクターカーの運用例をあげ，病院車によるドクターカー運用の有用性と課題，今後の展望などについて記載する。

2. ドクターカー運用例

　千里救命救急センター（以下，当センター）では，平成5（1993）年1月から病院車によるドクターカー運用を開始し，365日24時間体制で現場への出動を行っている[2]。

1）運用方法，乗組員構成

　当センターでは，病院が保有する救急車タイプの緊急車両を使用し，大阪府豊能地域4市2町の消防本部と協力してドクターカーを運用している。119番通報のあった救急事案がドクターカー出動基準を満たす場合，各消防の通信指令室より当センターに要請があり，現場へ出動する。乗組員は，当センター所属の医師，看護師，委託契約の専属運転手，および各消防本部より毎日持ちまわりで病院研修に派遣される救急救命士で構成される。

2）出動要請基準（表2-3-1）

　心肺停止や呼吸循環不全，重症外傷など緊急度の高い事案に対し，救急車と同時に出動することを基本としているため，119番通報時の通報内容に所定のキーワードが含まれれば，指令員は即座に出動要請を行う。また，通報時に要請基準に該当しなかった場合でも，救急隊到着後に現場の救急救命士がドクターカー出動を要すると判断すれば，要請は可能である。

3）出動，現場活動，搬送

a）出動～現場到着（図2-3-1）

　出動要請の電話が当センターに着信すると同時に，乗組員全員のPHSが連動して鳴るので，車庫前に集合して，要請元の消防本部と出動先の住所が書かれたメモを事務員より受け取り出動する。患者情報については，出動後に車内から医師が指令室に電話して確認する。通常は直近の救急隊が現場に先着するため，救急救命士による初期評価後にさらなる詳細な

3) ドクターカー

表2-3-1 千里救命救急センタードクターカー出動要請基準

	出動基準	キーワード
消防覚知時（同時要請）	①呼吸・循環不全など重症と推定される疾病	40歳以上の胸痛あるいは背部痛
		呼吸困難，息が苦しい，息ができない
	②心・呼吸停止が推定される場合	人が倒れている，突然倒れた 消防覚知時意識がない，呼びかけても反応がない 呼吸をしていない，呼吸が変だ 脈が触れない 様子がおかしい 人が溺れている，窒息している
	③多数傷病者発生が推測される場合	
	④閉じ込め事故など救出に時間がかかる外傷	
	⑤目撃ある高所からの墜落 　頸部・体幹部の刺創	3階以上から落ちた，落ちるような音を聞いた 人が刺された
(注1) 病院や老人福祉施設からの通報，傷病者年齢が85歳以上の場合は，救急隊現着後の要請を基本とする		
救急隊現着時	①喘息重積や心筋梗塞など重症呼吸循環不全症例	
	②現着時CPAで，初期波形が心室細動（VF）の症例 （現着時CPAというだけでの要請は行わない）	
	③現着後のCPA症例，現場で心拍再開したCPA症例	
	④低体温症例（現着時CPAの場合も含む）	
	⑤痙攣重積症例	
	⑥多数傷病者発生が確認された場合	
	⑦閉じ込め事故など救出に時間がかかる外傷	
	⑧搬送中に病状が不安定になることが予想される症例	
(注2) 積極的治療を必要としない旨の意思表示が本人あるいは家族から示された場合は，要請対象としない		

□：平成24年度以降改定

情報の連絡があり，その情報によって必要な薬剤・物品の準備を行うか，あるいは軽症などでドクターカー不要と判断されれば，その時点で出動は途中中止となる。

b）現場活動

現場では医師がリーダーとなり，他の乗組員および先着の救急隊と連携して傷病者の観察，必要な処置，情報収集，搬送先の選定などを行う。なお，現場での処置については気道・呼吸・循環などに関する緊急性の高い異常への介入のみ行うことを原則とし，現場滞在時間の無用な延長を招かぬように心掛ける。

c）搬　送

搬送方法については，搬送中の追加処置や厳重な観察を要する重篤な状態であれば，薬剤や資機材を搭載したドクターカーに収容して医師の監視下に搬送を行うが，軽症であれば先着の一般救急車に収容して救急隊のみで二次救急医療機関への搬送を依頼する場合もある。搬送先の選定については，重症例は当センターへの搬送を原則とするが，そうでない場合は，症状やかかりつけ病院の有無などを考慮して決定する。

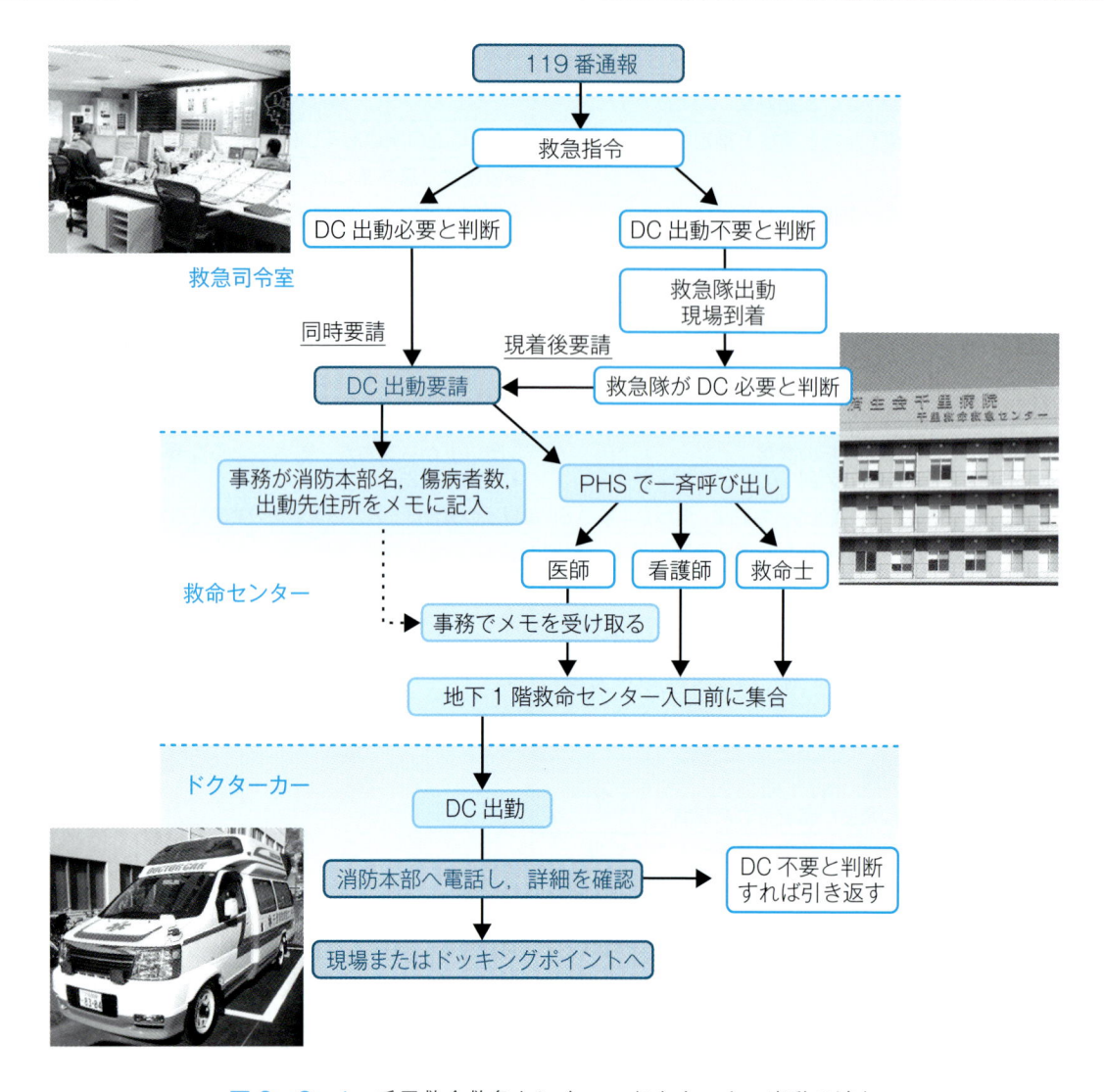

図2-3-1 千里救命救急センター　ドクターカー出動の流れ

4）運用実績

　開始当初は，救急隊到着後に傷病者が重篤であることを確認してから出動要請を行っており，出動件数は年間600件前後で推移していたが，平成12（2000）年に119番通報時の同時要請を原則とした出動基準に変更して以降，現場出動件数が大幅に増加[3]し，平成20（2008）年度には2,000件に達した（図2-3-2）。しかし，現場出動後の対応の内訳をみると，軽症などで途中中止となった症例の占める割合が年々増加しており，平成23（2011）年度には現場出動件数の50％を占めた（図2-3-3）。そこで，平成24（2012）年に要請基準の改定（表2-3-1）を行い，出動件数や途中中止率，活動の有用性の変化について検証を進めている。なお，傷病別の内訳としては，緊急度の高い症例を想定した出動基準であるため，例年心疾患がもっとも多く，次いで中枢神経疾患，呼吸器疾患と続いている（図2-3-4）。

3) ドクターカー

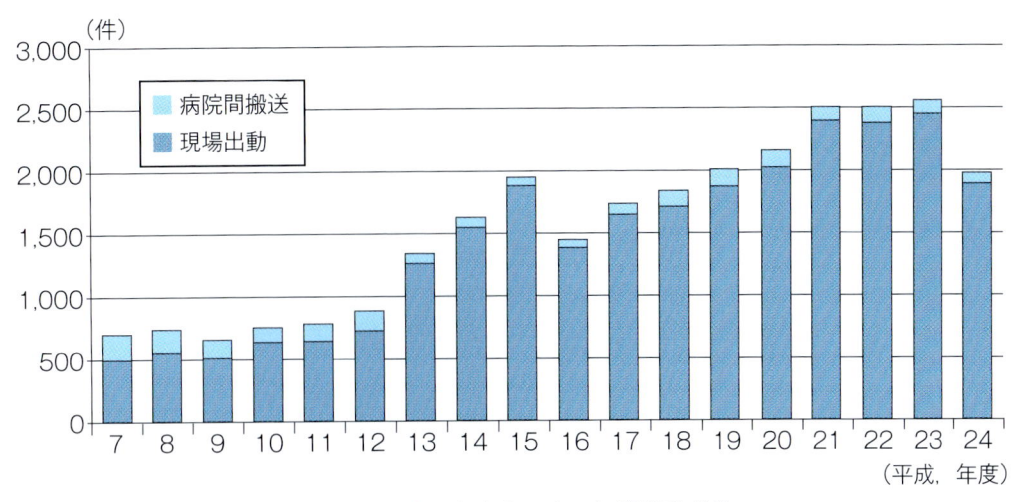

図2-3-2 ドクターカー年間出動件数

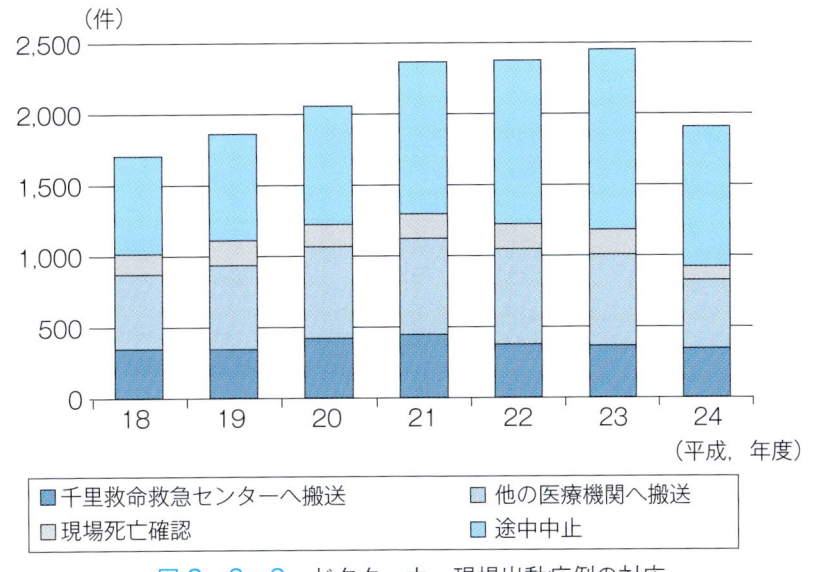

図2-3-3 ドクターカー現場出動症例の対応

■千里救命救急センターへ搬送　■他の医療機関へ搬送
□現場死亡確認　　　　　　　　■途中中止

3. ドクターカー運用の効果

　ドクターカーによる病院前診療の，病院外心停止，急性心筋梗塞など重症疾病に対する効果，外傷に対する効果，メディカルコントロールに関する効果，救急医養成に関する効果など多面的な効果が報告[4)5)]されている。当センターでは，ドクターカーが現場で活動を行った全症例について4段階で有用性を検証しているが，90％以上で何らかの有用性が得られている（図2-3-5）。

1）重症疾病に対する効果
a）病院外心停止
　病院外心停止，とくに心原性心停止症例へのドクターカー出動による生存率の改善が報

2章　病院前救急診療体制

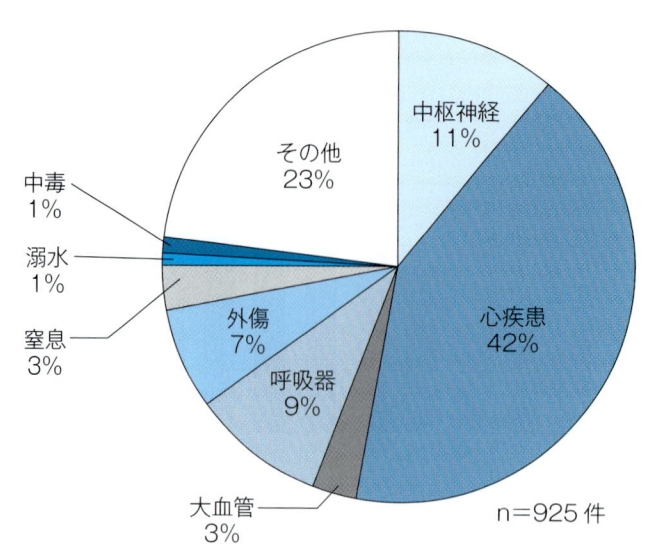

図2-3-4　ドクターカー現場活動症例の傷病別割合（平成24年度）

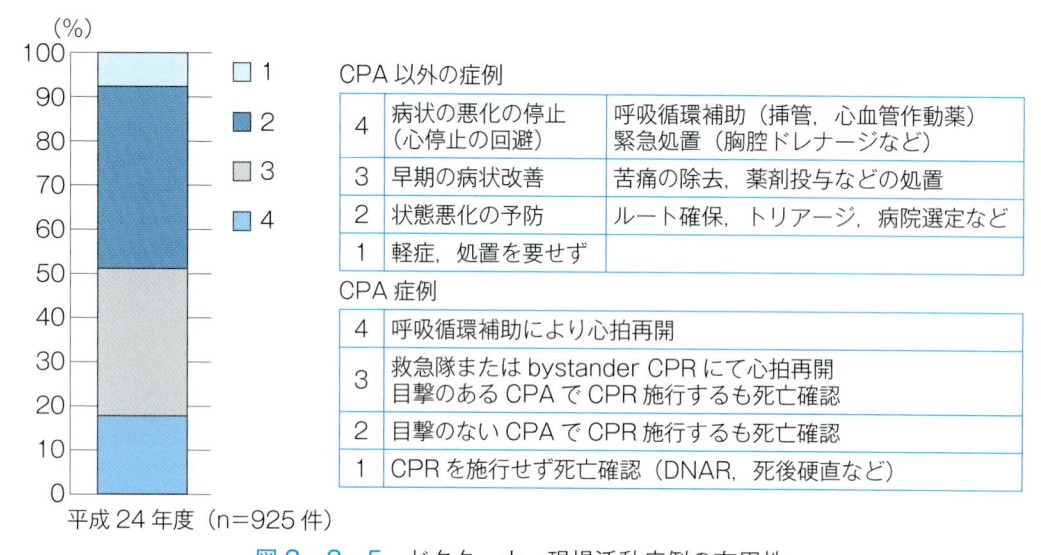

中枢神経 11%
心疾患 42%
大血管 3%
呼吸器 9%
外傷 7%
窒息 3%
溺水 1%
中毒 1%
その他 23%
n=925件

図2-3-5　ドクターカー現場活動症例の有用性

平成24年度（n=925件）

CPA以外の症例

4	病状の悪化の停止 （心停止の回避）	呼吸循環補助（挿管，心血管作動薬） 緊急処置（胸腔ドレナージなど）
3	早期の病状改善	苦痛の除去，薬剤投与などの処置
2	状態悪化の予防	ルート確保，トリアージ，病院選定など
1	軽症，処置を要せず	

CPA症例

4	呼吸循環補助により心拍再開
3	救急隊またはbystander CPRにて心拍再開 目撃のあるCPAでCPR施行するも死亡確認
2	目撃のないCPAでCPR施行するも死亡確認
1	CPRを施行せず死亡確認（DNAR，死後硬直など）

告[6]されている。病院前から医師の指揮下に薬剤投与を含む高度救命処置を積極的に行い，難治性心室細動など心拍再開が得られない，あるいは循環が安定しないが脳蘇生の可能性が期待できる症例については，救命救急センターと連携し，速やかな経皮的補助心肺装置（percutaneous cardiopulmonary support；PCPS）の導入や経皮的冠動脈形成術（percutaneous coronary intervention；PCI）を行っている。結果，豊能地域の目撃のある心原性心停止・心室細動症例の1カ月生存率は全国平均を大きく上回っている（図2-3-6）。また，心拍再開のみでなく脳蘇生・社会復帰を目指して，脳低温療法の早期導入にも取り組んでおり，心拍再開症例に対しては病院前から体表冷却と冷却輸液の投与を開始している。病院前から

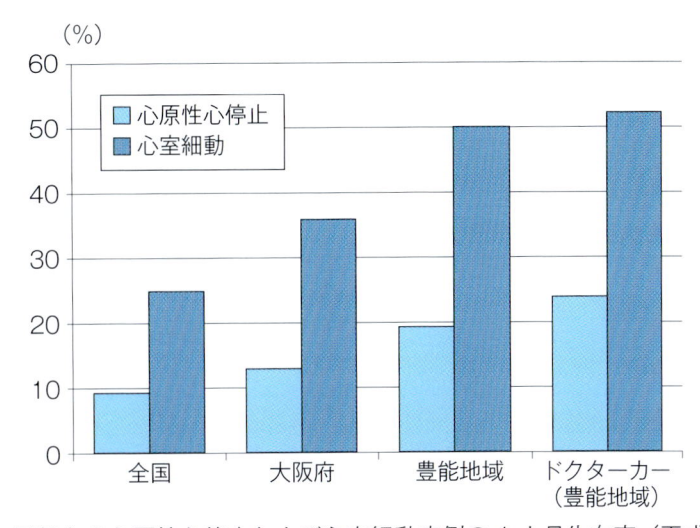

図2-3-6 目撃ある心原性心停止および心室細動症例の1カ月生存率（平成17～20年）
（総務省消防庁HPより転載）

表2-3-2 心原性心停止・院外心拍再開症例の冷却開始時期による検討

	病院前冷却群 n=22	来院後冷却群 n=43	p値
心停止−来院（分）	42（37～51）	42（34～46）	0.398
来院−35℃（分）	8（0～55）	89（43～234）	<0.001
来院−34℃（分）	190（83～340）	294（162～422）	0.059
心拍再開−35℃（分）	36（19～67）	108（63～263）	<0.001
心拍再開−34℃（分）	216（108～367）	298（178～427）	0.072
心停止−35℃（分）	60（37～87）	130（85～279）	<0.001
心停止−34℃（分）	232（126～380）	335（188～579）	0.066

冷却を開始された症例では，来院後に冷却を開始した症例と比べ，早期に目標温度を達成される傾向が認められている（表2-3-2）。

b）急性心筋梗塞

急性心筋梗塞症例に対するドクターカー出動については，来院から再灌流までの時間短縮効果が報告[7)8)]されている。現場で医師が，症状や12誘導心電図，心エコーなどから冠動脈造影（coronary angiogram；CAG）の適応を判断することで，病院到着と同時に血管造影室に搬入し，最短時間で検査・治療を開始することが可能となる。当センターで緊急PCIを行った急性心筋梗塞症例のうち，ドクターカーが出動した症例は，救急隊単独で搬送された症例と比較して発症から再灌流までに要した時間が有意に短かった（表2-3-3）。

2）外傷に対する効果

重症外傷に対するドクターカー出動に関して，当センターでは有意な救命率の改善効果は今のところ得られていない[9)]。これは，医師が患者に接触するまでの時間は短縮されるが，

表2-3-3　緊急PCIを行った急性心筋梗塞症例の搬送方法による検討

	ドクターカー出動 n=68	救急隊単独 n=22	p値
救急覚知－来院（分）	40.2±12.4	32.4±12.4	0.01
来院－カテ室（分）	24.3±26.1	69.2±99.6	<0.01
来院－CAG（分）	43.2±24.9	86.8±100.2	<0.01
来院－再灌流（分）	58.9±29.4	102.7±110.5	<0.01
発症－再灌流（分）	178.7±160.7	290.2±266.8	0.02
来院－再灌流<90分	58 (85.3%)	13 (59.1%)	0.02
来院－再灌流<60分	44 (64.7%)	10 (45.5%)	0.14
発症－再灌流<120分	28 (41.2%)	5 (22.7%)	0.14
生存退院	63 (92.6%)	18 (81.8%)	0.21

表2-3-4　AIS3以上の外傷症例の搬送方法による検討（平成21～23年度）

	ドクターカー出動 n=30	救急隊単独 n=458	p値
覚知から病着	54.9±37.2	36.9±19.3	<0.01
覚知から医師接触まで	22.5±12.0	36.9±19.3	<0.01
現場滞在時間	37.8±32.6	18.9±17.1	<0.01
現場から病着	11.7±7.6	11.9±7.3	0.90
12時間以内に手術もしくはangioを要した症例の覚知から治療までの時間	161.8±83.7	202.4±107.7	0.19

現場滞在時間が延長していることなどが影響していると考えられる（表2-3-4）。ただし，手術や血管内治療など根治術までに要した診療時間は短縮傾向にあり，現場での処置時間の短縮や搬送中にJATEC™ [10]のprimary survey（一時救命処置）を行うことによる，診療時間のさらなる短縮に取り組んでいる。また，現場出動の効果が期待できる形態の外傷に特化した出動要請基準の追加（表2-3-1）も行い，その効果を検証中である。

3）メディカルコントロールに関する効果

　豊能医療圏では，救命救急センターへの救急搬送数や搬送先選定困難事案の割合が，大阪府内の他の医療圏より人口に比して少なかった（表2-3-5）[11]。これには，ドクターカーによる現場での重症度評価や状態の安定化，医師による搬送先の選定や照会先への調整などを行っていることも寄与していると考えられる。また，現場で医師が救急隊に直接指導を行うことで，救急救命士による特定行為など現場で実施される処置技術の向上が得られており，事後検証の場でも現場を熟知した医師による的確な評価が行われ，それにもとづいた教育が実施されている。

4）救急医養成に関する効果

　当センターで一定の救急診療経験を積み，心肺蘇生や病院前外傷診療に関する教育コースを受講したのち，所定の研修期間を経ることでドクターカーに乗務可能となる。これらの教

3）ドクターカー

表2-3-5　大阪府下の救命救急センターなどに救急搬送された事案（平成19年度）

地域名	人口	救命センター搬送件数	照会11回以上
豊能地区	約101万人	312件	2件
三島地区	約73万人	1,672件	11件
北河内地区	約122万人	774件	12件
中河内地区	約87万人	508件	31件
大阪市地区	約260万人	2,850件	177件
南河内地区	約70万人	348件	35件
泉北地区	約80万人	279件	14件
泉南地区	約90万人	1,095件	10件

（文献11より引用・一部加筆）

育課程や実際のドクターカー乗務による病院前診療の経験により，病院前～初療～入院治療という一連の流れを理解した救急診療のできる救急医が養成されている。

4. ドクターカー運用の課題と今後の展望

1）マンパワー確保，運用コストの問題

365日24時間の現場出動体制を維持するには，専従できる医師・看護師の確保が不可欠である。慢性的なマンパワー不足にある救急医療のなかで，人員を確保・育成していくことは容易ではない。また，運用には初期設備投資や毎年の維持費として，いずれも数千万円単位の経費が必要とされる。これを活動時の診療報酬で賄うことは不可能であり，運用する病院のみで補填するにも負担が大きいため，行政の補助なしに運用することは難しい。結果，ドクターカーは保有しているが，実際には十分な活動ができていない施設も多い。ドクターカー制度の維持および発展には，国レベルでの法的・経済的な取り組みが必要不可欠である。

2）高齢社会におけるドクターカー

近年，救急搬送患者の高齢化が著しいが，高齢者は慢性心疾患や呼吸器疾患の既往症をもつ割合が高いため，通報内容がドクターカー要請基準を満たすことが多い。しかし，85歳以上の超高齢者や老健施設入居の高齢者では，急変時にも気管挿管などの侵襲的処置や救命救急センターでの集中治療は望まないという意思表示をされている方も多く，途中中止や有用性の得られなかった出動が増加している。また，救命救急センターで集中治療を行い退院された超高齢者の退院後生存率は不良であった[12]という報告がある一方で，選定困難となりやすい高齢者の搬送先の調整や，蘇生の可能性が乏しい高齢者心停止症例に対する現場死亡確認が，救急隊や救命救急センターの負担軽減，医療費の軽減などの効果を有するという報告[13]もあり，高齢者救急へのドクターカー適応の判断は難しい。当センターでは，平成24（2012）年度より要請基準の一部変更（表2-3-1）を行い，現在その効果を検証中である。

3）救急救命士の処置範囲拡大に向けて

平成26（2014）年4月より，救急救命士の処置範囲が拡大されたのを受け，病院前救急

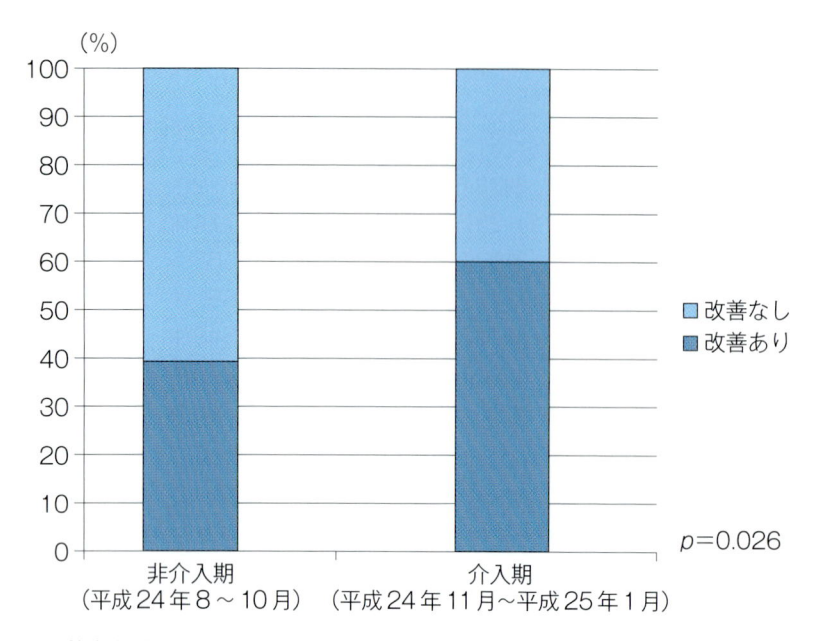

図2-3-7　救急救命士の静脈路確保と輸液によるショックインデックスの改善（豊能地域）

医療の重要性はより高まることが予想される．これに先立ち，野口ら[14]が行った研究では，2行為の有用性が期待される結果が得られたが，ショック症例に対する心肺停止前の静脈路確保においては，実施率35.4％と技術面での課題が感じられた．しかし，本研究における豊能地域のみのデータを抽出して検証すると，同様の症例に対する静脈路確保の実施率は68.5％（$p<0.001$）と高く，全国解析で非介入期と介入期に有意差を認めなかったショックインデックスに関しても，有意な改善を認めた（図2-3-7）．この結果から，救急救命士の処置技術の向上が，病院前における患者の安定化に寄与することが示唆され，今後，救急救命士のドクターカー同乗研修や現場の救急隊への直接指導など，メディカルコントロール面でのドクターカーの効果が，いっそう注目されるであろうと考えられる．

5. おわりに

救急搬送数の増加，患者の高齢化，救急医療機関の脆弱化など，病院前救急医療の抱える問題は多い．これらを解決していくには，消防，医療，行政など機関の垣根を越えて連携した取り組みが必要であり，ドクターカーはその代表的な制度の1つである．導入は容易でなく，運用における課題も多いが，医学的な有用性は高く，今後のさらなる発展が期待される．

【参考文献】
1）髙山隼人，日宇宏之：ドクターカーの活用に関する研究．厚生労働科学研究費補助金，地域医療基盤開発推進研究事業，救急医療体制の推進に関する研究，分担研究報告書，2013．
2）林靖之：大阪におけるドクターカーシステムの現状と将来．救急医学 2009；33：507-510．

3）林靖之：ドクターカー出動症例の年次推移と問題点について．日救医会誌 2012；23：482.
4）小濱啓次：ドクターヘリ，ドクターカーの実態を踏まえた搬送受入基準ガイドラインに関する研究．厚生労働科学研究費補助金，厚生労働科学特別研究事業，総括・分担研究報告書，2010.
5）甲斐達朗：ドクターカーによる病院前救急診療体制の構築．救急医学 2009；33：503-506.
6）澤野宏隆，向仲真蔵：心原性心停止に対するドクターカーの役割．日冠疾患誌 2006；12：221-225.
7）澤野宏隆：循環器救急疾患のドクターカー搬送システムに関する研究．厚生労働科学研究費補助金，循環器疾患等生活習慣病対策総合研究事業，急性心筋梗塞症と脳卒中に対する超急性期診療体制の構築に関する研究，分担研究報告書，2010.
8）森賢人，堀部秀樹：ST上昇型心筋梗塞の緊急経皮的冠インターベンションにおけるドクターカーの効果．日冠疾患誌 2013；19：7-12.
9）向仲真蔵：重症外傷のドクターカー搬送は救急車搬送よりも有効か．日救医会誌 2003；14：702.
10）日本外傷学会，日本救急医学会監，日本外傷学会外傷初期診療ガイドライン改訂第4版編集委員会編：改訂第4版外傷初期診療ガイドライン JATEC™，へるす出版，2012.
11）大阪府総務部危機管理室消防防災課：救急搬送における医療機関受入状況等実態調査．2008.
12）稲葉基高：救命救急センターにおける超高齢者に対する集中治療の現状とその予後．日集中医誌 2013；20（Suppl）：421.
13）佐藤秀峰：千里救命救急センタードクターカーにおける終末期医療．日臨救急医会誌 2013；16：417.
14）野口宏：救急救命士の処置範囲に係る研究．厚生労働科学研究費補助金，地域医療基盤開発推進研究事業，解析結果，2013.

3) ドクターカー
(2) 高規格救急車を用いたドクターカー

1. はじめに

　救急現場に医師が出動し，早期に診療を開始できるドクターカーシステムが有用であろうことは容易に想像できる。救急救命士制度が発足した当時に，医師側からの対案としてドクターカーの提案があった。しかし実際に地域でドクターカーシステムを構築しようとする動きはごく少数であった。船橋市では地方自治体が自らの発想をもとに，自らの財政負担でドクターカー運用を開始し，18年間にわたって24時間365日体制で維持してきた。当初は年間のドクターカーの運営経費をみて，高額すぎるなどの批判がないわけではなかった。しかしより高額な運用経費がかかるドクターヘリが国の肝入りで登場して以来，そのような批判が聞かれなくなったのは皮肉なことである。

　このような背景のもと，千葉県船橋市で運用されているドクターカーシステムについて述べる。

2. 船橋市の救急医療体制の概要

　船橋市は千葉県西部に位置し，60万人の人口が85km^{2}の面積に居住する，東京のベッドタウンである。平日昼間は20万人の人口が市外に流出し，8万人が市外から流入する。したがって夜間休日の救急医療体制の整備が市の行政上からも重要な課題となる。現在一次救急は公設民営の夜間急病診療所（医師会員が参加）と休日当番医（医師会員）が受け持ち，二次救急は市内8医療機関が輪番制で受け持っている。小児の二次救急は同じく輪番制で4病院が担当している。三次救急は筆者が所属する船橋市立医療センター救命救急センターが受け持っている。市内の年間救急車出動件数は約27,000件，それに12隊の救急隊と1隊のドクターカー（特別救急隊）が対応している。

3. ドクターカーシステムの概要

1) 歴史

　船橋市のドクターカーシステムは平成4（1992）年，当市第1号の救急救命士が誕生した直後の同年10月に運用が開始された。当初半年間は平日昼間のみの運用で，船橋市立医療センターの勤務医が交代で同乗した。平成5（1993）年4月からは船橋市医師会の協力を得て，市内の二次医療機関の勤務医を中心にドクターカー同乗医師団を結成。夜間休日はこの医師団の医師が交代で同乗している。

2) 出動様式と出動範囲

　現場出動型のドクターカーである。ドクターカーチームは3名の救急隊員（うち1名は救

3) ドクターカー

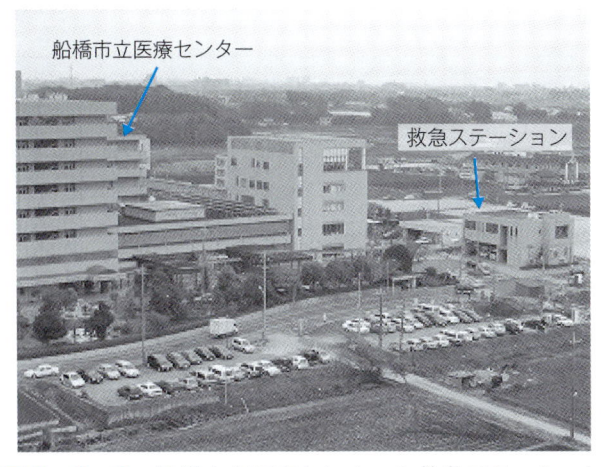

図2-3-8 船橋市立医療センターと救急ステーション

急救命士）と1名の医師で構成される。看護師は同乗しない。市民から119番に救急要請が入ると，指令課員はその通報内容から重症度を判断し，管轄救急隊とドクターカーに同時に出動指令を出す。現在，管轄救急隊は覚知から平均8分41秒，ドクターカーは平均12分54秒で現着している。

ドクターカーは救命救急センターが設置されている船橋市立医療センターの敷地内にある消防局救急ステーションに置かれており（図2-3-8），医師をピックアップするための時間のロスは少ない。当市の人口の98％は船橋市立医療センターから15分以内の範囲に居住しており，ドクターカーはほぼ全市をカバーしているといってよい。このように病院の敷地内に消防局の施設が造られたことは，いわゆる縦割り行政の壁を打ち破ったものと評価されよう。

現着後，管轄救急隊とドクターカーチームは共同で診療にあたる。現場での処置後，同乗医師は自らの裁量で搬送先医療機関を選定し，搬送する。管轄救急隊3名と合わせ，7名が現場で活動することは，重症者の診療と搬送にきわめて有利である。搬送する救急車はドクターカーのこともあり，医師が管轄救急隊に同乗して搬送することもある。

ドクターカーは原則として管轄救急隊と同時に出動するが，管轄救急隊が現着後，現場では処置が困難である，あるいは搬送が危険であると判断した場合には，現場からドクターカーを要請することもある。また現場へ出動中に先着した救急隊からの情報で，ドクターカーは途中反転し帰署することもある。

ドクターカーは船橋市消防局の救急活動の一環として運用されている。したがって出動範囲は原則として船橋市内に限られる。われわれは救急医療を地域医療の一環と考えており，市内の救急医療体制を充実させることがドクターカーの役割であると認識している。ゆえに市の境を越えてドクターカーが活動できないのは問題であるとの指摘はあたらない。ただし大災害時などには相互応援協定にもとづき，周辺市への出動も可能である。

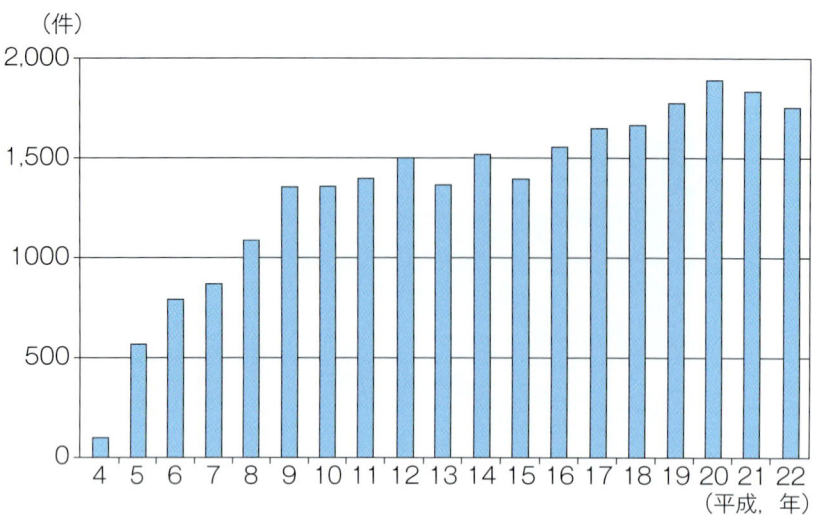

図2-3-9　ドクターカー出動件数の推移

3) 出動対象

当初は院外心肺停止，閉じ込め事故および多数傷病者が発生した事故が対象であった。時が過ぎるにつれ，出動対象は変化，拡大し，現在では前述に加えて急性冠症候群，重症脳卒中，重症喘息や重症外傷など，現場での医療行為により予後の改善が期待される傷病者に出動している。同時出動のためのキーワード，①意識がない，突然の意識障害，②40歳以上，胸痛および冷や汗，③喘息の既往と起坐呼吸，などが閉じ込め事故および多数傷病者への出動に加わっている。

4) 同乗医師

前述のように，平日昼間は船橋市立医療センター救命救急センターの医師が，夜間休日は医師会の同乗医師団の医師が救急ステーションに宿泊し同乗する。同乗医師団の医師の多くは市内の二次救急医療機関の勤務医（B会員）である。蘇生技術の標準化のため，同乗医師にはアメリカ心臓協会（American Heart Association；AHA）のBLSとACLS（advanced cardiovascular life support）の受講を義務づけ，PTLS（primary care trauma life support）とJPTEC™の受講を強く推奨している。

5) 搭載機材

通常の救急車の装備以外に，12誘導心電計，超音波診断装置（心臓，腹部用）を搭載しているほか，現場でのACLSに必要な薬剤セットを搭載している。多くの場合これらの機材を自宅内などの現場に持ち込み，処置を行っている。

6) 出動件数

年間出動件数の推移を図2-3-9に示す。最近7年間はおおむね1,500〜2,000件の間を推移しており，市内救急車全出動件数の6〜7％を占めている。平成22（2010）年12月までの総出動件数は25,520件にのぼる。

表2-3-6 院外心肺停止の特徴

頻　度：人口10万あたり50.6～59.8人/年
年　齢：71歳以上の例が43.7%
種　別：内因性65.0%，外因性21.4%，不明13.6%
病前のプロフィール：11.4%が寝たきり，またはがん末期
発症場所：内因性のほとんどは自宅内で発症
目撃の有無：目撃ありは38.9%
現着時の状態：26.3%に死体現象あり
現着時の心電図所見：心静止78.3%，心室細動12.8%，PEA8.9%

（平成5～6年）　　　　　　　　　　　　　　　　　　　　　　　　　　（文献1より引用）

7）運用経費と医療費

　平日昼間に同乗する救命救急センターの医師には，出動した場合には回数を問わず1日8,000円が出動手当として支払われる。夜間休日に関しては年間5,300万円が主に医師の手当てとして予算化されている。人口60万人の船橋市民にとって「年間市民1人あたり100円の負担で，重症患者が発生した時には12分後に医師が枕元に立つ」このドクターカーシステムは，優れた市民への安全保障システムであると考えている。

　ドクターカー同乗医師が現場で行った医療行為については，後日船橋市立医療センターの医事課が保険請求を行う。年間3,000万円程度である。

4. ドクターカーの有用性

　ドクターカーの有用性は同乗医師の医療行為の効果とともに，プレホスピタルケアの科学的展開に寄与することがあげられる。医師が現場で診療を行ったデータの蓄積と分析のなかから，合理的なプロトコールを作り上げる必要がある。またそれは全国の救急救命士の活動に役立つものと考えられる。

1）院外心肺停止について

　ドクターカー導入前，院外心肺停止に関する報告の多くは病院に搬送された例の統計と分析（hospital based study）であり，地域全体をカバーする研究（population based study）ではなかった。院外心肺停止に関するhospital based studyは施設により搬送される患者にバイアスがかかりすぎているため，意味はない。ドクターカーは市内の院外心肺停止例の80%以上に出動しており，心肺停止に関する疫学調査も可能である。平成5（1993）年から2年間に船橋市でドクターカーが出動した院外心停止例の特徴は表2-3-6のごとくであった[1]。

　80歳以下，内因性心肺停止または窒息，家庭内自立以上のADL（activities of daily living）を有しており末期がんの患者でない，かつ発作時目撃者がある，ことを仮に心肺蘇生の適応と設定すると，全心肺停止例のうち，この適応に合うのはわずか24.6%にすぎないことも判明した。このように院外心肺停止例でそもそも蘇生の適応となる症例が少ないのと同時に，原因疾患も多岐にわたっている。したがって，院外心肺停止の治療成績を論じるためには，

表2-3-7 院外心肺停止の不搬送率：近隣市との比較

	搬送数（率）	不搬送数（率）
近隣4市	400（60.2%）	265（39.8%）
船橋市	225（32.5%）	468（67.5%）

$p < 0.01$

ウツタイン様式のような，対象疾患を絞った検討が必要である。現時点では目撃者のある心室細動，心室頻拍，窒息および溺水がもっともよい蘇生の適応と考えられる。

心室細動例の蘇生の基本は，早期のBLSと除細動である。最近ではドクターカーの到着を待たずに，先着救急隊がBLSと除細動を行って心拍再開させる例が増加してきている。しかし除細動とアドレナリン投与のみで心拍再開が得られない例も多く，そのような例ではドクターカーによるACLSが必要とされる。現場で心拍再開が得られないまま搬送した例の予後は不良であり，多少現場で時間がかかっても腰を据えて現場で蘇生を行うことが必要であると考えている。

平成22（2010）年1年間の統計では，ドクターカーは市内の院外心肺停止694例のうち584例（84.1%）に出動していた。目撃のある心原性心肺停止90例のうち77例にドクターカーが出動しており，うち20例（26.0%）が1カ月生存していた。

窒息に関しては，まず指令課員が119番通報の段階でハイムリック法を口頭指導し，先着隊が喉頭展開してマギール鉗子により異物を除去，救急救命士か後着するドクターカー同乗医師が気管挿管し気管内を吸引，アドレナリン投与により心拍再開をはかるという手順である。

2) 院外心肺停止の不搬送例について

院外心肺停止に関する問題の1つは，蘇生の対象とならない患者が医療機関に搬送されるという現実である。長期臥床の患者やがん末期の患者で，目撃者もなく蘇生の可能性がきわめて低い例が心臓マッサージと人工呼吸をされながら搬送されている。当市では現場で一定時間蘇生を行っても心拍再開が得られない例は，既往歴や病前のADLなどを考慮し，ドクターカー同乗医師の判断で搬送を行わないことが多い。表2-3-7に当市の心肺停止例の搬送率を周辺市と比較したデータを示す。院外心肺停止例を医療機関に搬送する率は，周辺市より有意に少なく，32.5%にすぎない。その理由は院外心肺停止の80%以上にドクターカーが出動していること，同乗医師の判断で不搬送とする例が多いことによる。リビングウイルが法制化されていない日本では，明らかな死体現象を呈していない心肺停止例を救急隊員の判断で不搬送とすることは困難である。ドクターカーによる現場での死亡診断は，不要な搬送を防ぎ，医療機関，救急隊員および患者家族の負担を減らし，ひいては地域の医療費の削減にも寄与する。

3) 急性冠症候群について

急性冠症候群（acute coronary syndrome；ACS）の治療成績向上の鍵を握るのは，早期の再灌流療法である。それを達成するには現場で確実に診断を行い，ACSが疑われる患者に

3）ドクターカー

ついては PCI（percutaneous coronary intervention）が可能な医療機関に，事前に情報を伝えたうえで搬送する必要がある。それにはドクターカーの介入が必要と考え，平成17（2005）年2月から2年間，ドクターカー同乗医師による ACS の現場診断を試みた[2]。119番通報時点で，40歳以上，胸痛および冷や汗を key profile とし，それらを満たす例には全例にドクターカーを出動させた。同乗医師は現場で身体診察と標準12誘導心電図の記録を行い，それを参考にして現場診断を行った。その結果，現場診断の感度は95.2％，特異度は62.0％であり，現場での12誘導心電図を参考にした診断は急性冠症候群のスクリーニングとして有用であることが明らかになった。この経験は将来，一般救急隊に12誘導心電計が配備された時に，基準となるデータとなろう。

また現場診断をもとに搬送先を決定したため，PCI 可能施設への搬送率は，救急隊のみの判断で搬送先を決定していた時期の搬送率より有意に高く，搬送後の転院率は有意に低かった。ドクターカーによる現場診断は PCI までの時間短縮に寄与していた。

4）重症喘息について

平成初期（1990年代）には日本の喘息死は年間5,000件を超え，殊に若年者の死亡が大きな問題であった。当市でも年間数名の喘息死の例を経験し，プレホスピタルでの重症喘息対処のプロトコールを作るべく活動を行った。まず119番通報の段階で気管支喘息の疑いのある患者にはすべてドクターカーを出動させた。そのデータをもとに，独自の気管支喘息の重症度判定表を作成し，重症例には全例に高濃度酸素投与を行った。また秋田大学教授多治見公高氏の指導のもと，胸郭外胸部圧迫法（external chest compression）を導入しドクターカーの現場で実践した。その結果，現場での高濃度酸素吸入と胸郭外胸部圧迫法は重症気管支喘息患者の SpO_2 を速やかに改善し，患者の安全な搬送の担保となることが明らかとなった。このことは船橋市消防局とN市消防局の共同研究でも実証された（図2-3-10）。図は現着時の SpO_2 が80％以下であった重篤例の SpO_2 を病院到着まで追跡したものである。全例に6L/分以上の酸素投与が行われており，船橋市では胸郭外胸部圧迫法が行われ，N市では行われなかった。Sp-1は現着時，Sp-2は搬送開始時，Sp-3は病院到着時の SpO_2 を示す。病院到着時の SpO_2 は，船橋市で平均97.2％，N市では85.5％であり，両者の間には有意の差（$p < 0.01$）が認められた。

ドクターカーは胸郭外胸部圧迫法と高濃度酸素投与が重症喘息患者の安全な搬送の担保になることを実証した。

5）蘇生技術の標準化

現場での医療行為，殊に蘇生処置については，ドクターカー運用開始時にはとくに制限を設けなかった。5年経過した段階で現場治療の標準化が必要と考え，茅ヶ崎徳洲会病院救急部長（当時）青木重憲氏の指導のもと ACLS を導入，同乗医師には受講を義務付け，救急隊員にはその受講を強く推奨した。その効果は顕著で，目撃のある心室細動例の心拍再開率，社会復帰率は2倍以上に跳ね上がった（表2-3-8）[3]。このことは医療関係者や救急隊員への蘇生技能に関する教育が心肺停止患者の予後に直結することを示す。従来日本では，一

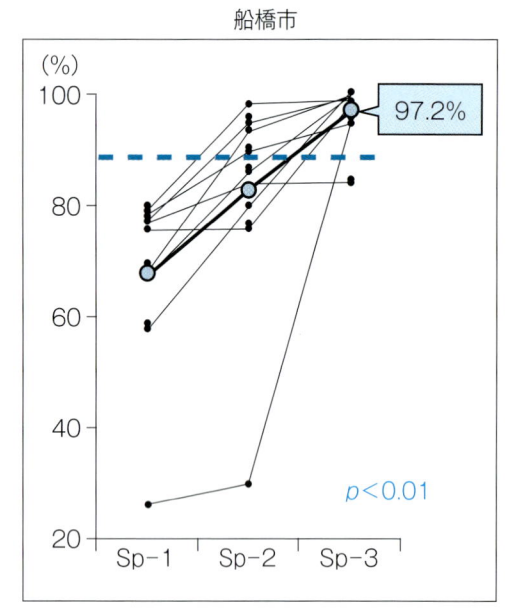

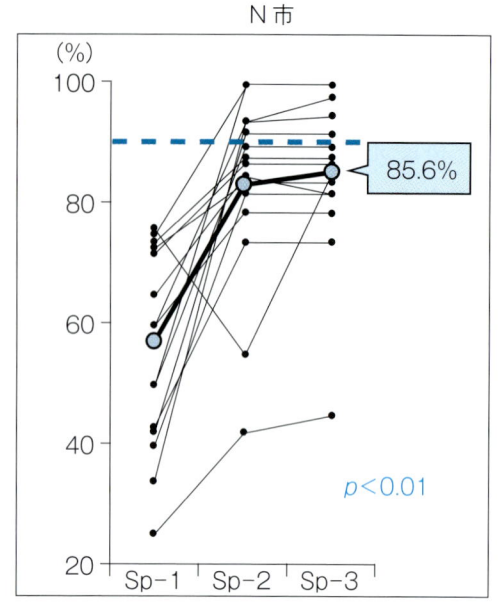

図2-3-10 気管支喘息重篤例のSpO$_2$：2市間の比較

表2-3-8 ACLS導入前後の心拍再開率，社会復帰率の変化

	ACLS前	ACLS訓練期間	ACLS後
心拍再開率	50.7%	61.1%	88.0%
社会復帰率	17.3%	22.2%	40.4%

一般市民に対しては各地の消防局が救命講習を行っていたが，医療関係者に対しては系統的な教育が行われておらず，各学会も積極的には取り組んでこなかった．筆者らは民間ベースでの蘇生教育機関を設立する必要性を痛感し，平成12（2000）年にACLS研究会を設立した．平成14（2002）年には研究会を発展解消し特定非営利活動法人日本ACLS協会を設立，平成15（2003）年にはアメリカ心臓協会（AHA）との連携が成立し，以来AHAのBLS，ACLS，PALS（pediatric advanced life support），ACLS-EP（experienced provider），heart saver AED，first aidなどのコースをリリースしている．平成22（2010）年末には受講者総数は18万人を数えた．

外傷に関しては自治医科大学のグループがATLS®（advanced trauma life support）を参考にしたPTLSを開発，運営しており，現場での外傷対応能力を向上させるためドクターカー同乗医師に受講を強く推奨している．

6）メディカルコントロールへの寄与

a）救急救命士の教育（直接メディカルコントロール）

船橋市では，救急救命士資格を取得するとまず船橋市立医療センターの麻酔科とERで10日間の就業前研修を受ける．そののち救急ステーションに配属され，ドクターカーに6カ月から1年間同乗して実習を行う．前述のようにドクターカーは市内の院外心肺停止例の

80％以上に出動し，その他重症例にも選択的に出動しているため，効率のよい蘇生実習を行うことができる。現場では医師の指導のもと，BLS，ACLS に参加するため，実際にもとづいた研修が可能である。実習終了後，管轄の救急隊に配属され，救急救命士として隊の蘇生処置のリーダーとして活動する。またドクターカーは当市のみならず周辺市の救急救命士の実習の場として公開されている。当地域の MC（メディカルコントロール）協議会では，薬剤投与の実習として 3 例を義務づけているが，病院実習だけでこれを達成するには長時間かかるため，ドクターカーに同乗し現場での薬剤投与を医師の指導下で行うことにより短期間に達成することができる。

b）ドクターカー連絡協議会（間接メディカルコントロール）

月に 1 回，救急ステーションでドクターカー連絡協議会が開かれ，同乗医師団の医師，救命救急センターの医師，救急隊員および指令課員が参集して，症例検討会を行っている。同時に 1 カ月間の各病院への搬送状況，ドクターカーの出動状況，指令課員の口頭指導の状況なども報告される。この協議会でドクターカーの新たなプロジェクトの検討も行われる。

5. おわりに

ドクターカーシステムは個々の傷病者に対して，現場でより早く診療が開始できるという直接の効果以外に，地域の縦割り行政の打破，プレホスピタルケアの科学的展開，MC への寄与など，多くの利点をもつ優れたツールである。ただし自動車での移動であるがゆえに，現場到着まで時間がかかる人口過疎の地域での運用には工夫が必要である。その意味では一定限度の人口密度をもつ地域で運用しやすい，都市型のプレホスピタルケアといえよう。平成 19（2007）年の段階で人口 30 万人以上，かつ船橋市より人口密度の高い都市は全国に 17 カ所あり，それらが抱える人口は 2,200 万人に上る。これらの地域では客観条件は船橋市と同等あるいはそれ以上である。多くの地域で消防局と連携したドクターカーシステムが運用されることを願ってやまない。

【参考文献】
1）金　弘，赤間洋一，薬丸洋秋，他：院外心肺停止の実態．日救急医会誌 1997；8：51-57.
2）池田勝紀，金　弘，薬丸洋秋，他：ドクターカーに搭載した標準 12 誘導心電図所見を加味した急性冠症候群の病院前診断の有用性．日救急医会誌 2009；20：243-251.
3）笠倉貞一，伊藤善一，矢走英夫，他：ドクターカー同乗医師への ACLS 教育の効果—船橋 ACLS 講習会の実地経験から．日臨救急医会誌 2002；5：400-403.

3) ドクターカー
(3) ラピッドカー

1. はじめに

　筆者の理解するところでは，"病院前に提供される医療"は2つに大別されると考えられる。1つは救急救命士を中心とした救急隊員によって提供される「病院前救護」である。「病院前救護」は医師による診療ではないことから「救護」という用語が用いられていると推察されるが，これが「プレホスピタルケア」と称されていることは周知の通りである。もう一方は，医師が救急現場に出動することによって提供される医療であり，こちらはおそらく「病院前救急診療」と称することができる。

　両者の間には漠然とした線引きも必要であると思われるが，いずれにおいてもその目的は"病院前に医療を提供"しようとするもの，いわば広義の「プレホスピタルケア」である。さて，第2章のタイトルは「病院前救急診療体制」であるから，医師が現場に出動するためのシステムについて詳述することを目的とした論を進めるが，システムの根底には消防組織や救急隊員との密接なコミュニケーションが前提として存在するし，システムを起動させるのも彼らであることを強調しておきたい。

　本項では，医師が現場に出動するためのドクターカーの新たな必要性にふれ，その一型である「ラピッドカー（rapid car）」について解説する。

2. 「攻めの医療」とドクターカー

　わが国では以前から全国各地でドクターカーの運用が行われており（日本医科大学付属病院，大阪府済生会千里病院，船橋市立医療センター，総合会津中央病院など），医師の現場出動は今に始まったものではない。しかしながら，この体制は一部の施設でしか制度化されず，わが国のプレホスピタルケア（広義）の中心的存在にまでは発展しなかった。救命救急センターの運営補助のなかにはドクターカーの運用費も含まれてはいるが，地域のニーズ，救急医の数や関心の高さ，ドライバー確保の経費などの問題から，実際には転院搬送などに使用されている場合が多く，医師の現場出動を常態化している施設は多くはないと思料される。

　一方で，ドクターヘリシステム（以下，ドクターヘリ）は，「医師が救急現場に出動し，可及的速やかに診療を開始する」体制を日常化させることに成功したといってよい。患者の病院到着後から診療を開始する「守りの医療」から，日常の救急医療や突発的にニーズの生じる災害医療を問わず，病院前から治療を始める「攻めの医療」への転換がドクターヘリによって本格的に行われるようになった。このような背景のなかでドクターカーにもこれまで以上の注目が集まっているのである。

3) ドクターカー

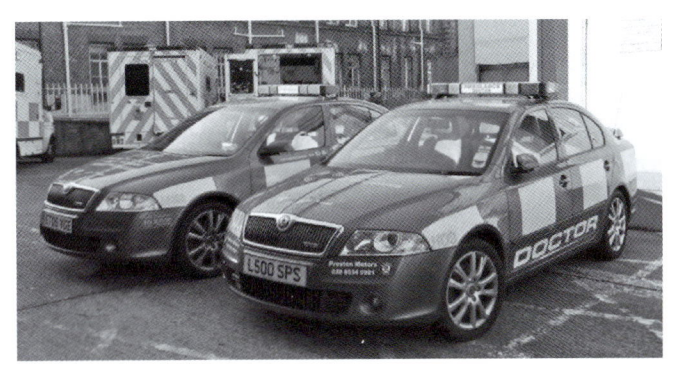

図2-3-11 London Air Ambulance の運用するラピッドレスポンスカー

3. 新たなドクターカー運用の意義

　ドクターヘリには大きな効果がある反面，その最大の「弱点」は運航時間と天候にある。現在，わが国で稼働しているドクターヘリの平均的な運航時間は8：30〜17：00であり，夜間の運航は行われていない。また，悪天候時に運航不可能となることは，ドクターヘリにとってはいかんともし難い「壁」である。この問題を解決しない限り，ドクターヘリは"特別なもの"としての位置づけから抜け出すことができないであろう。ドクターヘリは救急医療の"絶対的存在"ではなく，仮に運航時間内はそうなり得ても，夜間や悪天候時には従来の救急医療体制と同じレベルに後退せざるを得ない。これではドクターヘリの有効性が真に住民に提供されているとはいえないのである。

　ロンドンではLAA（London Air Ambulance）が，わが国のドクターヘリと同様の医師現場派遣型の救急ヘリコプターを運航させると同時に，運航不可時や夜間にはラピッドレスポンスカー（rapid response car）という，医師が現場に出動するための緊急車両の運用を行っている（図2-3-11）。ロンドンにおけるシステムは，ドクターヘリを含めて医師の現場出動体制を常態化させるためのよいモデルとなる。ヘリコプターの機動力を完全に代替するものではないが，「ベスト（＝ヘリ）」は不可能でも「ベター（＝カー）」の対応をするドクターカーの運用は，ドクターヘリ基地病院の責務であると考えている。前述のごとく，ドクターカーシステム自体はドクターヘリが登場するずっと以前から成立してはいるが，ドクターヘリを補完するシステムとしての存在はドクターカーの新しい価値を感じさせる。

4. ラピッドカーの運用方法

　従来，ドクターカーには「患者搬送のための仕様」が義務づけられ，いわゆる「救急車」でなければならなかった。つまり，法的には医師が現場に出動するためだけの緊急走行は認められていなかったのである。しかし，平成20（2008）年度の「道路交通法施行令」第13条の改正により患者搬送のための仕様をもたなくても医師が救急現場に急行するための車輛に対する緊急走行が認められた。これにより，医師が救急現場へ出動するためのハードルは

2章　病院前救急診療体制

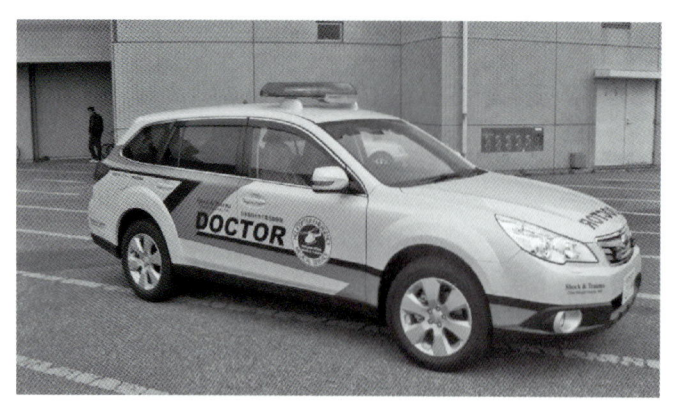

図2-3-12　北総HEMSの運用するラピッドカー

低くなったと考えられる。

　このような患者搬送のための寝台をもたない一般車両の緊急走行によるドクターカーを，筆者らの施設（日本医科大学千葉北総病院救命救急センター）では従前の救急車タイプのドクターカーと区別して「ラピッドカー」と称している（図2-3-12）。このタイプのドクターカーを運用しているのは筆者の施設に加えて，岐阜県の中津川市民病院や高知医療センター，東京医科歯科大学医学部附属病院などがある。医師が現場に出動するという目的は同じであるから，あえて名称を変える必要性には乏しいように思えるが，運用方法において区別しておくほうがよい。

　出動要請は基本的にドクターヘリと同様であり，消防の指令室が119番覚知の段階で要請する場合と，救急隊が現場到着後に要請する場合がある。ただし，救急現場に向かう速度においてラピッドカーはドクターヘリには遠く及ばないため，指令室段階での早い要請が求められるのは当然である。ラピッドカーがドクターヘリのように救急現場（あるいはその近傍）に直接出動できればよいが，それでは医師が患者に接触するまでに時間を要してしまう。この時間を最小限にするために，ラピッドカーは自らと要請救急隊の双方の走行途上の任意の場所で救急車と遭遇する運用形態をとる。したがって，ラピッドカーが要請されると，ホットラインを受けた医師は出動救急隊名と出動ルートを確認し，出動途上に要請救急隊や指令室と連絡を取りながら走行することになる。このような運用によってラピッドカーの出動可能範囲が基地病院から35〜50kmにまで拡大できる（図2-3-13）。

　患者を搬送してきた救急車と遭遇したあとは，医師は救急車内に乗り込んで診療を行う。診療後，医師は収容医療機関までの搬送途上，必要に応じて救急車に同乗し診療を継続する。要請救急隊は結局，搬送先医療機関まで出動が継続することになり，この点にラピッドカーと従来のドクターカーとの相違がある。ラピッドカーは救急車の後方を収容医療機関まで走行し，患者収容後の出動に備える。

　ドクターカーの運転については，専門の運転手を雇用したり，病院研修中の救急救命士をその任にあてたりするなど，医療スタッフが緊急走行をしなくてもよいような体制を整備することが望ましい。現場に出動する医師や看護師は緊急走行に関しては素人であり，その実

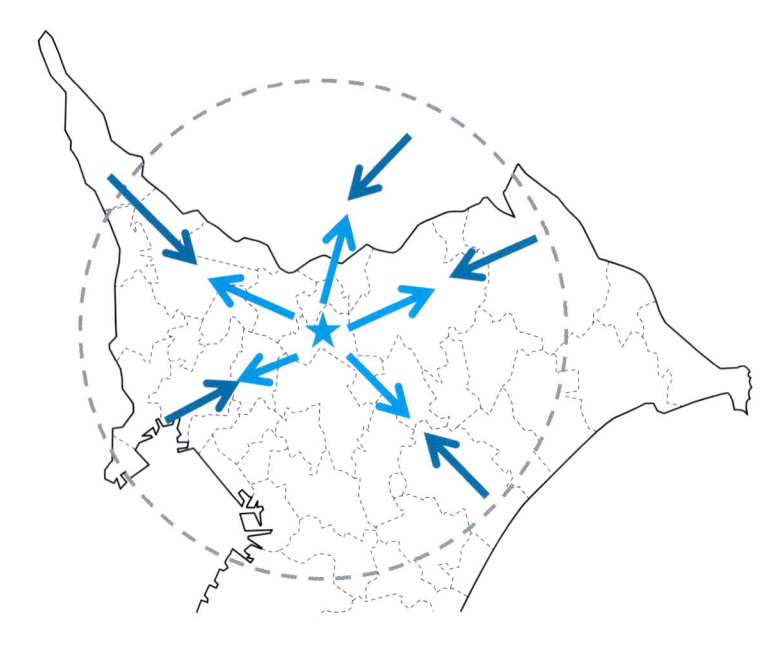

図2-3-13　北総ラピッドカーの運用イメージ
（点線は基地病院から半径35km）

践はそう簡単ではなく，むしろ危険であると指摘する向きもある．安全の担保のためには専任のドライバーがいることが理想であるし，やむなく医師・看護師が運転をしなければならない場合には，事前に消防，警察などの協力を得て，緊急走行に関する十分な教育とトレーニングを受けておく必要がある．

5. ディスパッチ

ドクターヘリ/ドクターカーによって可能となる病院前救急診療体制の正否は，どの時点でこの体制に"alert"をかけるかによって大きく影響される．現場からの迅速な診療を可能にするこのシステムには，「できる限り早く医師の出動を要請する」こと，すなわち，医師派遣のためのディスパッチの質を高めることが重要である．

ドクターヘリの運用と同様，われわれのラピッドカーのディスパッチに関しても，出動要請に関するオーバートリアージや出動途上の"キャンセル"の容認は当然のこととしている．ドクターヘリ/ラピッドカーを問わず，病院前救急診療体制の構築と確立には，消防指令室レベルでの，迅速でオーバートリアージをいとわないディスパッチが絶対的に必要である．ロンドンではLAAのスタッフ（パラメディック）自らが救急指令室から要請を行えるシステムを確立しているため，きわめて迅速な医師の現場派遣が行われており，ラピッドカーの運用において大いに参考にすべきであると考えている．

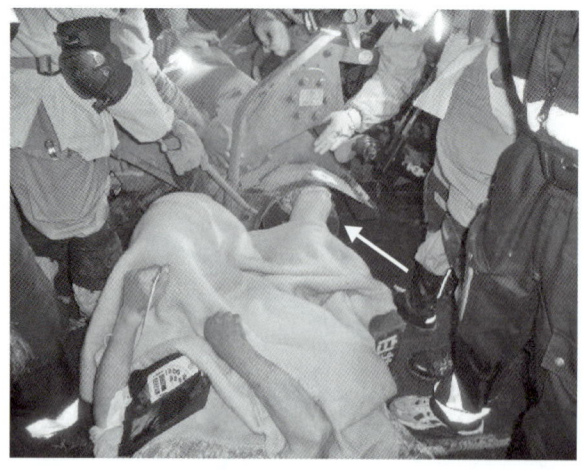

図2-3-14　作業機に挟まれている右下腿（矢印）

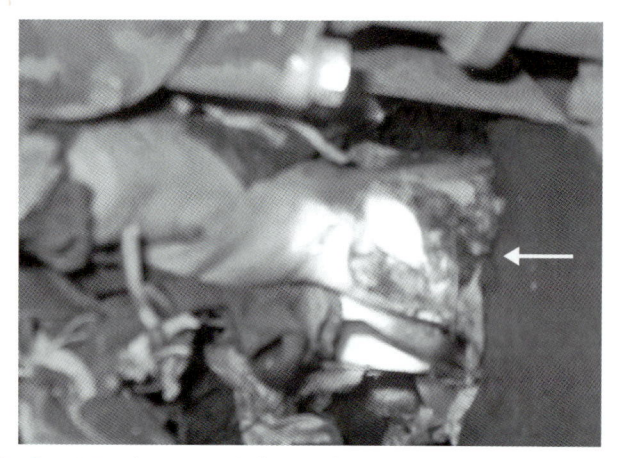

図2-3-15　右下腿のデグロービング損傷が確認できる（矢印）

6. 症　例

　ラピッドカーの出動事案を紹介する。

　症例は73歳の男性で，トラクター後部の作業機（トレンチャー）に右下腿を巻き込まれたまま動けなくなっているところを約4時間後に発見された（図2-3-14，15）。救助隊現着後，現場の状況からラピッドカー要請となり，同時に救出活動が開始された（消防覚知より13分後）。

　ラピッドカー現着時（消防覚知より34分後），レスキュー隊隊長より患者の状況説明があり，その結果，静脈路確保と鎮痛を行ったあとに，救出作業に入る活動方針を決定した。出動した3名の医師はレスキュー隊の作業が続くなか，挫滅症候群の発症に対して狭圧肢のターニケット使用，重炭酸の投与などを行いつつ，救急隊員に救出後の救急車収容までの経路確保，搬送手順の確認を指示した（図2-3-16）。救出完了後はただちに救急車内に収

3）ドクターカー

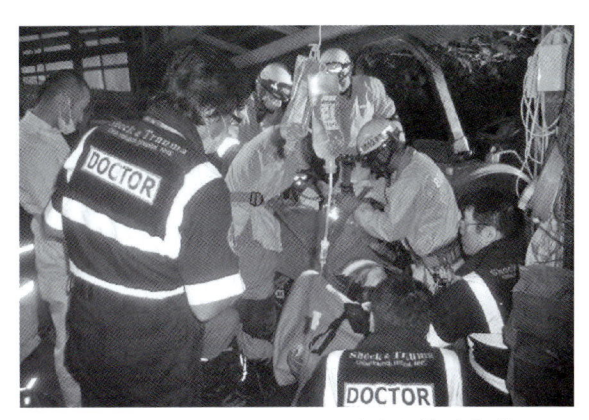

図2-3-16　現場での診療と救助作業

容され，そのまま救命救急センターに搬送された。最終診断名は，右下腿開放骨折（Gustilo ⅢB），右下腿デグロービング損傷であった。本例はドクターヘリの運航時間外の事例であり，まさにラピッドカーがドクターヘリの弱点を補完したといえる。

　病院前診療体制の観点から1つだけ付け加えておく。このような救出事案の場合では救出優先か，治療優先かを迅速に判断しなければならず，医師と消防機関が互いにその職務内容を尊重し，患者にとってもっとも好ましい活動を選択し，その状況によって"command"がどちらにあるかを明確にすることが求められる。医学的活動以外での現場活動に関する指揮命令系統においては消防機関が"commander"となる一方で，患者への医療行為全般にわたる，優先順位の決定，診療行為の実施などは，医師が"commander"としての機能を発揮しなければならない。その意味で，提示した症例はこれらを実践できた点で評価される。

4) 災害医療
(1) DMAT

1. DMATの現状

　災害派遣医療チーム（DMAT）とは「大規模事故災害，広域地震災害などの際に，災害現場・被災地域内で迅速に救命治療を行えるための専門的な訓練を受けた，機動性を有する災害派遣医療チーム」である。1チーム4～5名で，医師を中心に看護師や調整員（事務員）などの医療従事者から編成される。厚生労働省の指定する研修を受講・修了し，医政局長により個人認証される（医政局長名の入った隊員証が発行される）。独立行政法人国立病院機構災害医療センターおよび兵庫県災害医療センターは，厚生労働省より委託を受け，「日本DMAT隊員養成研修」を実施している。平成26（2014）年3月末時点で，721施設，1,323チーム（8,327名）の研修が修了している（図2-4-1）。想定される主な任務は，近隣大規模事故災害対応として災害現場でのトリアージ・治療・閉鎖空間の医療などが，地震などの広域災害発生時には被災地内の医療機関の支援，患者の後方搬送，広域医療搬送などである。

　平成7（1995）年の阪神・淡路大震災の経験から，発災直後に被災地に入ってさまざまな医療活動をするチームの育成が必要とされた。地震などの広域災害の被災地域内では多くの外傷・熱傷・挫滅症候群が発生する。生命の危機に瀕した重症傷病者の命は，発災直後から時々刻々と失われ，それに伴ってこれら傷病者への「救命医療のニーズ」も刻々と減少していく。従来の医療救護班は，発災後24～48時間程度で被災地入りすることから，すでに多くの避けられた死が発生してしまうこととなる（図2-4-2）。発災後数時間から被災地内に入り，「救命医療のニーズ」が高い時期から活動を開始できることにDMATの意義がある。災害発生直後に想定される重症外傷患者に対する緊急処置を行うのみでなく，被災地域の情報収集や医療機関の支援，都道府県庁に入って緊急医療支援体制を構築するなどの活動も求められる。さらに政府は，東海地震，南海トラフ地震または首都直下地震が発生した場合，自衛隊航空機を使用した全国規模の患者搬送（広域医療搬送）を計画している。DMATは，この広域医療搬送計画においても，活躍することが期待されている。

2. DMAT研修

　現在，日本DMATの研修には，「日本DMAT隊員養成研修」「DMAT技能維持研修」「統括DMAT研修」がある。

1）日本DMAT隊員養成研修

　前述の通り，独立行政法人国立病院機構災害医療センターおよび兵庫県災害医療センターにおいて「日本DMAT隊員養成研修」が実施されている。

　各都道府県から推薦された施設の医療スタッフ（標準的な構成は1チーム当たり医師2人，

4）災害医療

平成 26 年 3 月 31 日　現在
・研修受講施設：721 施設
・1,323 チーム
・8,327 名

内訳
・医師：2,637 名
・看護師：3,387 名
・業務調整員：2,303 名

業務調整員 27%
医師 32%
看護師 41%

日本 DMAT 事務局

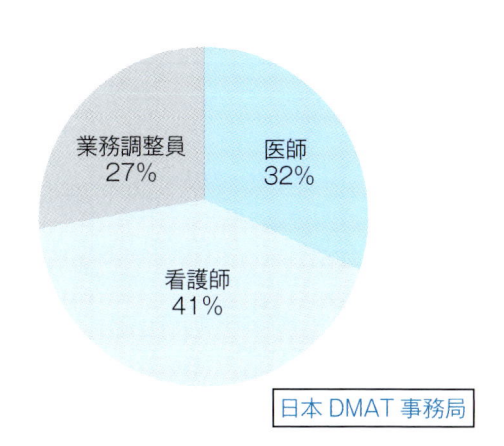

図 2-4-1　日本 DMAT 隊員登録者

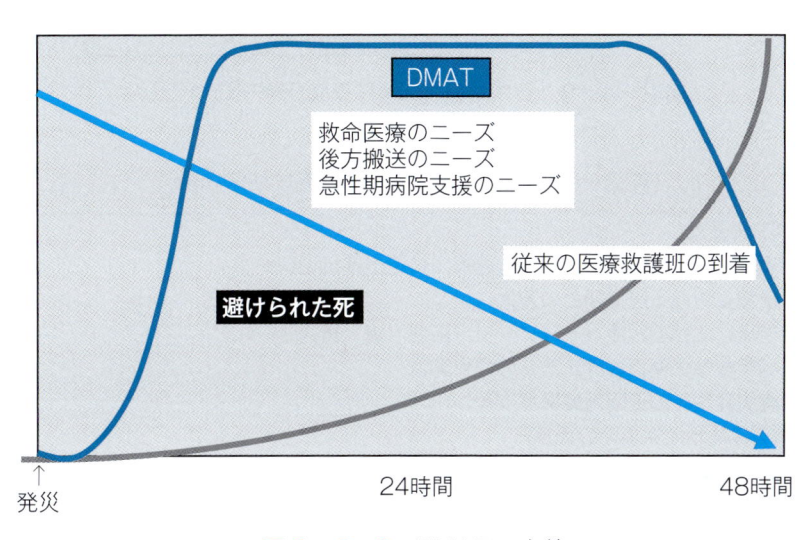

図 2-4-2　DMAT の意義

看護師 2 人，業務調整員 1 人）に対して厚生労働省の委託事業として東京および兵庫会場において 4 日間に及ぶ研修が実施されている（図 2-4-3）。DMAT を保有する機関は，災害発生時に都道府県の要請にもとづいて迅速にチームを派遣することが求められており，補償や費用支弁に関して事前に都道府県と協定を締結してある。そのために多くの施設は災害拠点病院であり，被災時には地域の拠点として重要な役割を果たすことが求められている。よって，受講資格に関しては個人での任意受講は認めておらず，各都道府県が推薦した施設の医師，看護師らが受講している。

　研修内容（表 2-4-1）は，極力講義などの座学を少なくし，グループディスカッション，机上シミュレーション，実動訓練を多用している。トリアージや多数傷病者に対する現場医療手技の実習や，無線機の使用に関する実習により基本的な手技を学ぶ。そして，電車の脱線事故などの局地的な災害（地域災害）が発生した状況でどのようにチームを派遣するか，

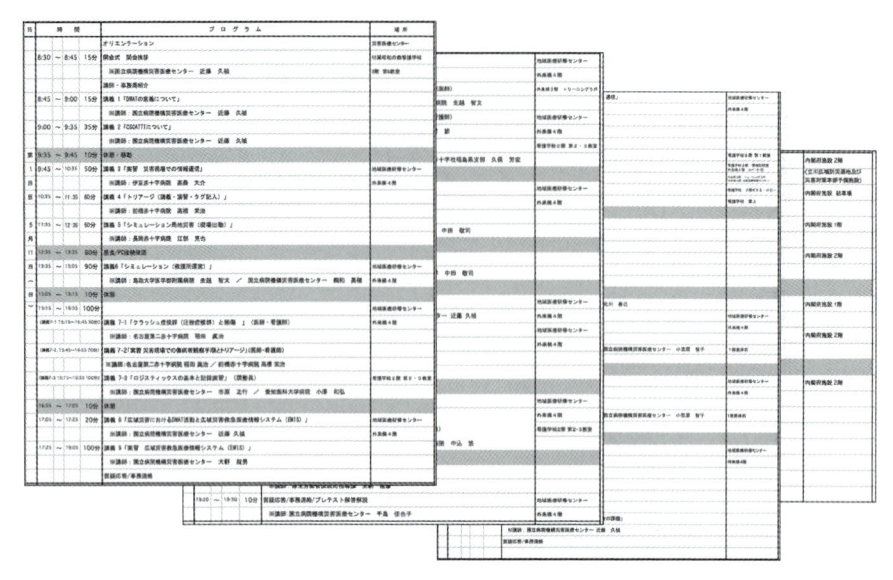

図 2-4-3　日本 DMAT 隊員養成研修プログラム

表 2-4-1　日本 DMAT 隊員養成研修内容

- DMAT の意義
- 災害現場における指揮命令・安全確保・情報伝達について
- 災害現場における諸機関との連携
- 災害現場における医療（トリアージ・応急治療・搬送）
- 広域災害救急医療情報システムの操作実習
- 広域震災発生時の遠隔地域医療支援
- DMAT 遠隔地域派遣時の任務
- 広域震災発生時の病院支援受け入れ
- 被災地域内災害拠点病院支援の実際
- 現場救護所，災害拠点病院，SCU での診療と実際
- 航空機飛行中の診療と実習
- 各種シナリオ想定
- 知識・技術の確認・評価

現場で消防，警察，自衛隊など関係機関と協調して活動するための概念をグループディスカッションによる机上シミュレーションを通して学ぶ。さらに東日本大震災のような広域災害を想定して，数日間に及ぶ現地滞在や病院支援や航空機搬送にかかわる数々の本部設置を行っての大きな組織体としての活動ノウハウを，シミュレーション手法を通して学ぶ。とくにパーソナルコンピュータ（PC）を用いた情報ネットワークを形成して，被災地の状況把握やDMATの活動状況把握など，情報共有の重要性を教育の重点に置いている。もちろん知識，技能の習得状況を把握するために筆記および実技試験も課され，合格者のみがDMAT隊員として登録される。

表2-4-2　DMAT技能維持研修内容

- ・厚生労働省のDMAT運用
- ・日本DMAT隊員養成研修プログラムの改定について
- ・EMIS（emergency medical information system）
- ・病院支援
- ・広域医療搬送計画へのDMATの関与と広域搬送用カルテ
- ・DMATの組織図と本部運営
- ・トリアージ演習
- ・医師・看護師・業務調整員に分かれた職種別研修
- ・地域の独自プログラム
- ・東日本大震災にかかわる報告・討論など

表2-4-3　DMAT技能維持研修ブロック

各ブロック名	該当都道府県
北海道ブロック	北海道
東北ブロック	青森県・岩手県・宮城県・秋田県・山形県・福島県・新潟県
関東ブロック	茨城県・栃木県・群馬県・埼玉県・千葉県・東京都・神奈川県
中部ブロック	富山県・石川県・福井県・山梨県・長野県・岐阜県・静岡県・愛知県・三重県
近畿ブロック	滋賀県・京都府・大阪府・兵庫県・奈良県・和歌山県
中国ブロック	鳥取県・島根県・岡山県・広島県・山口県
四国ブロック	香川県・愛媛県・高知県・徳島県
九州・沖縄ブロック	福岡県・佐賀県・大分県・長崎県・熊本県・宮崎県・鹿児島県・沖縄県

2）DMAT技能維持研修

　DMAT隊員養成研修を修了しDMAT隊員になったあとでその技能を維持するためには，一定期間ごとに再教育や新規事項を伝達することが必要である．そのために，「DMAT技能維持研修」を各地で開催し，表2-4-2の内容を伝達している．この技能維持研修は，5年ごとの隊員登録更新要件として，「5年間に2回以上の受講」が義務づけられている．全国を表2-4-3の通り8つのブロックに分け，それぞれのブロックで年2～3回の技能維持研修を開催している．図2-4-4に平成26（2014）度の関東ブロックの技能維持研修のプログラムを示す．

3）統括DMAT研修

　規模の大きい災害で傷病者が非常に多い場合や，広域での災害時には複数のチームが有機的に活動できるようにリーダーとして統括者を設ける必要がある．こうしたリーダー育成のために医師を対象にして「統括DMAT研修」および「統括DMAT技能維持研修」が設けられている．受講資格は日本DMAT隊員の「医師」であり，都道府県の推薦を得る必要がある．本研修を修了し，厚生労働省に統括DMAT登録者として登録される．通常時はDMATの訓練，DMATに関する研修，都道府県の災害医療体制に関する助言などを行う．統括DMAT登録者は，災害時に，各DMAT本部の責任者として活動する資格も有する．

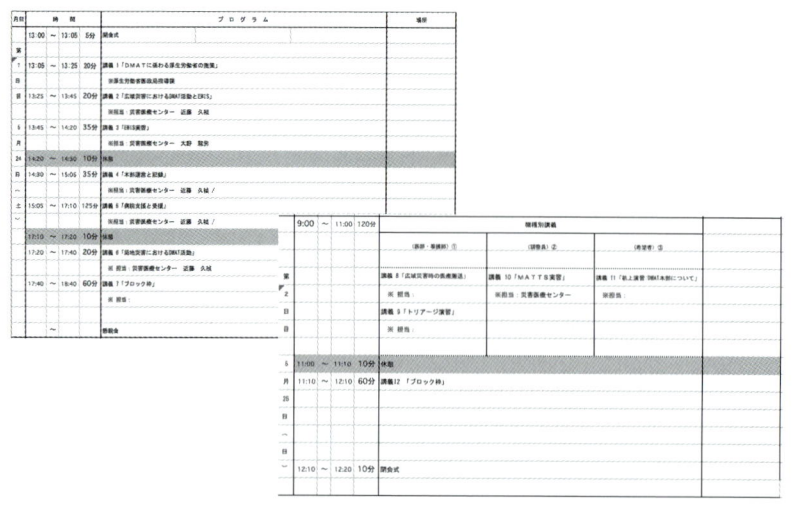

図2-4-4 平成26年度 関東ブロックDMAT技能維持研修プログラム

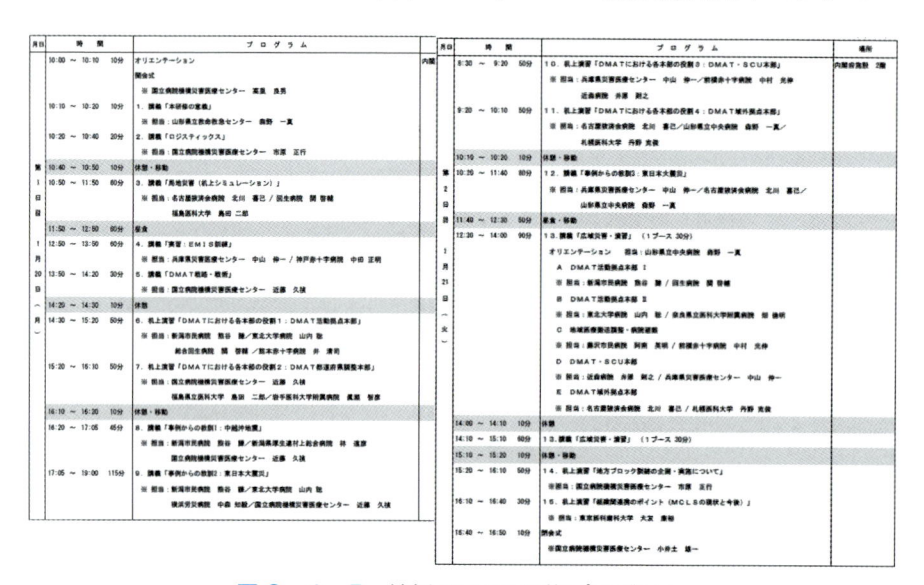

図2-4-5 統括DMAT研修プログラム

図2-4-5に研修プログラムを示す。

3. DMATが災害医療にもたらしている効果

　従来,「災害現場医療はゼロである」といわれていた。つまり災害現場で医療が実施される仕組みがなかった。災害現場では,多数発生する傷病者数に対して,対応する人員・資器材が不足している。このためトリアージを実施して,緊急度の高い傷病者から対応するが,通常の救急活動における個別の傷病者搬送に比べて現場滞在時間が長くならざるを得ない。通常であれば"load and go"で搬送するべき傷病者も,現場で搬送待ちを余儀なくされる。このような傷病者を1人でも多く救命するためには,災害現場から診療を開始しなければならない。救急救命士に許されている医療行為に制限がある現状では,DMATが災害現場に

出動することが唯一，災害現場からの医療開始を可能とする。

このように災害現場から活動するDMATの出現によって，病院前の災害医療に対する議論が引き起こされた。従来，傷病者（患者）に対して実施するべき医療があるにもかかわらず，消防任せで医師が関与してこなかった，との反省も聞かれた。DMATが，災害医療の素養を有した医療者のhuman resourceを増加させている，すなわち災害医療の人的な裾野を拡げているということだけでなく，国の防災計画，地域防災計画の改変改善に結びつき，県や市の防災担当者の意識改革，災害時における消防との連携，等々，あらゆる範囲に大きな影響を及ぼし，改善につなげている。

阪神・淡路大震災後に，国はさまざまな災害医療対応計画の見直しを実施した。具体的には，災害拠点病院の指定整備，広域災害・救急医療情報システムの機能拡充と整備，病院における災害対応計画策定とその計画にもとづいた災害訓練実施の奨励などである。これらの取り組みに対して，実際に現場で実効性をもって活動できる人的資源の養成・育成（すなわちDMAT隊員養成研修）が行われ，全国各地に根付いて活動するようになって初めて，前述の災害対応の各施策が効果を発揮する。DMATは単に病院から派遣される医療チームの話にとどまらず，わが国の災害医療体制全体の向上に大きく寄与しているといえる。

4．DMATが病院前救急医療にもたらす効果

このようにDMATがわが国の災害医療体制向上に大きく貢献したと述べてきたが，DMATの通常の病院前救急医療への効果についても考えてみたい。

ドクターヘリ・ドクターカーは，"Bring ER to the victims！（傷病者のもとへ初療室を）"との考えで，病院前救急医療体制の向上に寄与している。この考えを災害時にも実践しようとするDMATは，まさに「究極のプレホスピタルケア」であるといえる。

前述のごとくDMATの基本コンセプトのなかに，災害医療の標準化がある。これは災害現場で実施するべき医療，すなわちtriage, treatment, transportationの通称3Tと呼ばれているものを整理し，災害現場で実施するべき医療・実施してはいけない医療を明確化し，その診療手順を標準化するものである。また災害現場で実効性ある活動を実施するためには，指揮命令系統の確立，安全の確保，通信手段の確保など，医療だけではない部分に関しても，しっかりと整理し，標準化する必要がある。この災害現場での医療に関する標準化，および活動手順の標準化と，それを研修や訓練を通じて，日本全国の多くの医療従事者に普及・周知徹底することが，日本DMAT隊員養成研修の重要な目標として掲げられている。

救急医療の標準化トレーニングコースとして，ACLSやJATEC™などが開発され，全国で研修コースが開催されている。病院内で実施する救急医療に比べ，救急現場へ出動して実施する医療は，使用可能な資器材・診断機器が制限され，高温・低温・騒音・危険等々，さまざまな悪条件が追加されるため，より難易度が高い。そこへさらに，多数傷病者への対応が求められ，前述の各悪条件がグレードアップする災害現場医療を提供するDMATの活動はさらに難易度が高いといえる（図2-4-6）。すなわちDMATの医療活動は，通常の救急

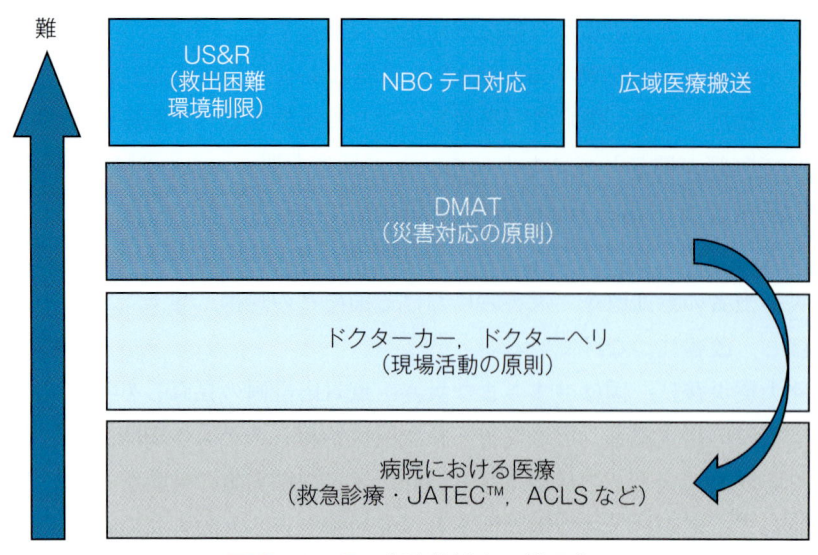

図2-4-6 病院前対応の難易度

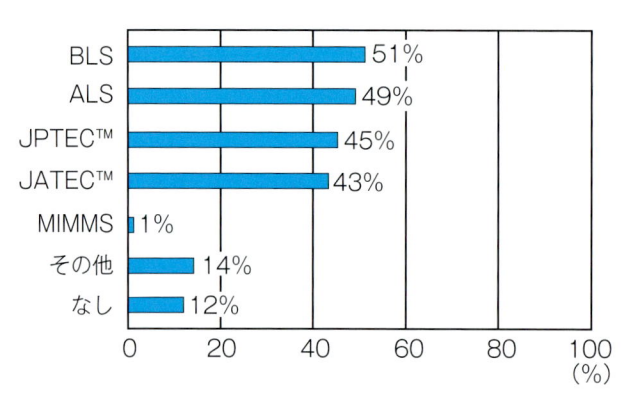

図2-4-7 日本DMAT研修西日本会場受講の背景分析結果（医師352人）
－BLS，ALS，JPTEC™，JATEC™，MIMMSの受講経験・資格認定

医療標準化トレーニングコースであるJATEC™やJPTEC™の土台の上に実践する応用問題的な位置づけにあるといえる．しかしながら，平成20（2008）年に兵庫県災害医療センター副センター長中山伸一氏（当時）が，日本DMAT隊員養成研修の参加者に実施したアンケート調査によると，研修参加医師で，これまでに何らかのトレーニングコースに参加した者の割合は40％（60％は未受講）にすぎず，BLS・ALS・JATEC™・JPTEC™の4つすべてを受講した者は，わずか20％であった（図2-4-7）．一方，DMAT研修の受講をきっかけに，積極的にこれらのトレーニングコースに参加するようになるなど，受講生の平時の救急医療に対する姿勢を大きく改善させている効果がうかがえる．DMAT研修によって，通常の救急医療のレベルアップにつながっている．

従来は，災害現場へ医師が出動する場合，自主的・個人的，ある意味ゲリラ的に災害現場に出動していたが，これをきちんとした制度に載せる，すなわちシステム化したということ

4）災害医療

```
「災害現場医療はゼロである」      制度化                         高度化
         ↓                   地域防災計画→消防との連携      平時の病院前救
    DMATの出現                出動要請の明確化              急診療の体制改
         ↓                   移動手段確保                  善，診療内容の
    病院前災害医療の            訓練・装備・補償              向上
      制度化
      標準化                 標準化
      高度化                 現場活動の標準化               病院前救急診療
                              指揮命令系統                システムの構築
                              安全確保
                              情報伝達手段の確保
                            現場診療の標準化
                              3T
                              JPTEC™
                              JATEC™
                              MIMMS
                              MCLS
```

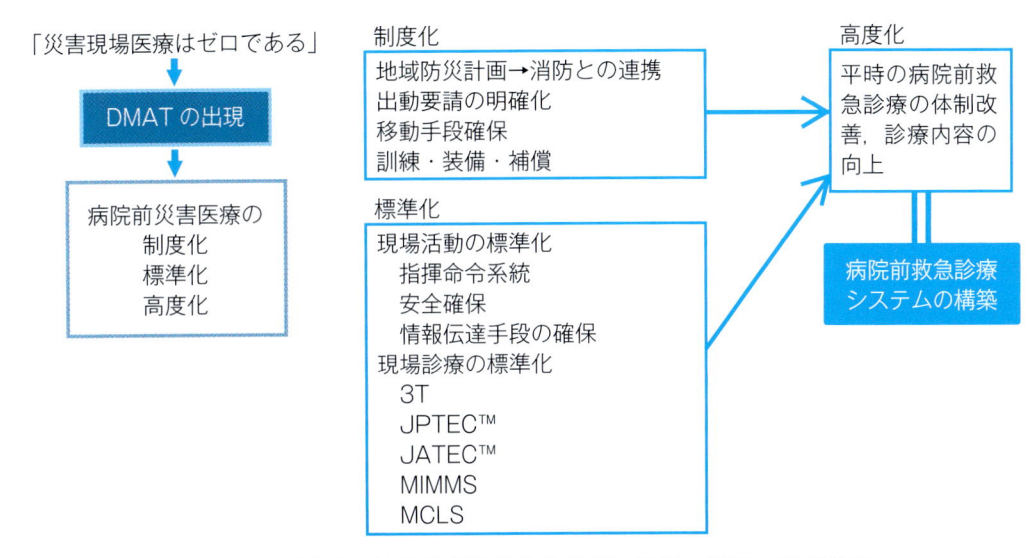

図2-4-8　DMATが病院前救急診療に及ぼす影響，効能効果

も，このDMATの大きな意義である。DMATの体制整備により，出動基準・出動体制が制度化され，実施される現場医療が標準化され，指揮系統・安全管理・情報通信などの現場活動の内容が標準化し，高度化していく。このことが，すなわち平時の病院前救急医療の制度化，標準化，高度化につながる。まさにDMATの体制整備が，病院前救急医療システムの構築，そのものであるといえる（図2-4-8）。

4）災害医療
（2）JMAT

　日本医師会災害医療チーム（JMAT）は，阪神・淡路大震災における日本医師会の対応が不十分であったことをふまえ，日本医師会救急災害医療対策委員会担当常任理事石井正三氏を中心に，日本医師会として平成22（2010）年3月4日にJMATの創設を提言とする報告書を会長に答申すると同時に3月10日に公表した．目的，趣旨には以下の文章がある．

　「JMATは，被災者の生命及び健康を守り，被災地の公衆衛生を回復し，地域医療の再生を支援することを目的とする災害医療チームである．」

　その後，都道府県医師会救急災害医療担当理事と協議しながらJMATの全国組織作りを進めていたが，その途上の平成23（2011）年3月11日に東日本大震災が発生した．ただちに日本医師会内に日本医師会災害対策本部が設置され，都道府県医師会にJMATの出動を依頼しJMATとして活動したが，JMATの目標とするのは図2-4-9，表2-4-4にみられるように，災害発生後の48～72時間を日本DMATが活動するのに対し，主に災害急性期以降における救護所や避難所などにおける医療を担当することである．

　東日本大震災におけるJMAT活動は平成24（2012）7月15日をもって一応終了したが，その間，岩手県，宮城県，福島県，茨城県などに合計1,398チームを派遣した．その後，表2-4-5に示す事項を目標に，現在でもJMATⅡが被災地で活動し，その数は平成26（2014）年3月31日までに1,021チームとなっている．

　DMATは阪神・淡路大震災のあとに厚生労働省が組織化し，災害発生後の48～72時間の急性期における外傷を中心とした負傷者の救命を目的にしているのに対して，JMATは，東日本大震災後に具体的に組織化され，救護所や避難所における内科疾患などを含めて，長期にわたり医師会に所属している民間の病院，診療所の先生方が参加して活動するチームで

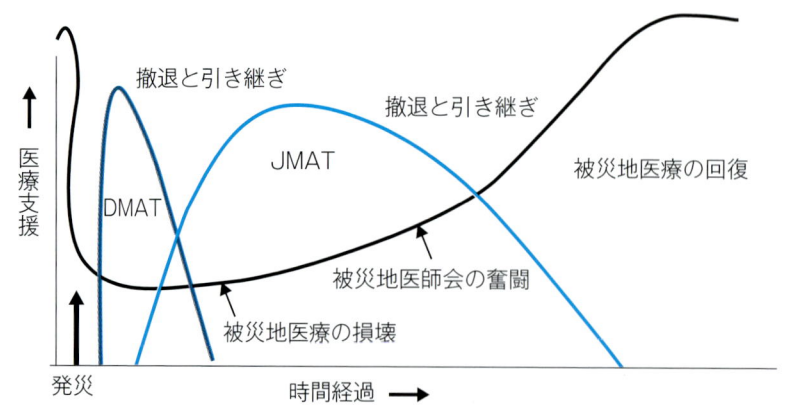

図2-4-9　DMATとJMATの役割分担（概念図）
日本医師会「JMATに関する災害医療研修会」（平成24年3月10日）資料
〔「DMATとJMATの連携」（小林國男　日本医師会「救急災害医療対策委員会」委員長）〕

表 2-4-4 日本医師会の災害医療活動：JMAT

プロフェッショナルオートノミーにもとづく行動
① 避難所・救護所などの被災者への医療，健康管理
② 避難所などの公衆衛生対策：感染症対策，避難者の健康状態，食生活の把握と改善
③ 在宅患者の医療，健康管理
④ 派遣先地域の医療ニーズの把握と評価
⑤ 医療支援が行き届いていない地域（医療支援空白地域）の把握，および巡回診療などの実施
⑥ 現地の情報の収集・把握，共有
⑦ 被災地の医療関係者間の連絡会の設置支援
⑧ 患者移送
⑨ 再建後の被災地医療機関への引き継ぎ

表 2-4-5 JMAT Ⅱ

・災害関連死などを未然に防ぐことが，最大の目標
・医師，および看護師を含むチーム構成
・JMAT 後の健康支援が必要な場合に派遣
・活動内容は，診療支援，心のケア，訪問診療，健康診断活動，予防接種支援，巡回など
・とくに仮設住宅孤独死，心のケアの必要性などに十分な配慮

ある。医師会の先生方が役割を分担して，参加していることに特色がある。DMAT も，もっと滞在時間を長くしたほうがよいのではないかとの意見も出てきている。長期にわたる医療対応を国としても考えなければならない。

このような日本医師会の活動は，東日本大震災が最初に対応した災害であったが，その評価は高い。このような国民の目線に立った医師会活動は非常に有意義なことである。

4）災害医療
（3）JDR 医療チーム

1. はじめに

　日本の国際医療救助組織として，政府組織（governmental organization；GO）では国際緊急援助隊（JDR）がある。そのなかの医療チーム（以下，JDR 医療チーム）の概略，そして災害派遣の実際を述べる。

2. 国際緊急援助隊の歴史

　JDR の歴史は，カンボジア難民救急医療から出発している。昭和 50（1975）年 4 月にカンボジアにポルポト政権が樹立され，その後昭和 53（1978）年 12 月にベトナムのカンボジアへの武力介入があり，ヘン・サムリン政権が誕生した。翌昭和 54（1979）年 10 月には，150 万人以上といわれるカンボジア難民が隣国のタイ国へ流入した。そのため各国から救援ボランティアがカンボジア入りしたが，日本政府は人的救助を行わず世界的に非難を浴びた。そこで昭和 54（1979）年 11 月に，緒方貞子氏による「緒方ミッション」が行われ，昭和 54（1979）年 12 月には日本政府のカンボジア難民医療支援チーム活動の第 1 次隊が，サケオ，カオイダンで難民医療を開始した。この難民医療は，昭和 57（1982）年 12 月までに第 13 次隊まで医療チーム派遣が続き，今日の JDR の礎となった。

　そして昭和 57（1982）年 3 月 5 日に櫻内義雄外務大臣の発議による閣議了解がされ，半官半民組織として，自然災害および大規模事故を対象とした，国際救急医療チーム（Japan Medical Team for Disaster Relief；JMTDR）が設立された。また，JICA（Japan International Cooperation Agency）医療協力部に国際緊急援助室が発足され，医療関係者を平時からボランティアとして登録したうえで訓練・研修を行い，海外における災害にすぐに対応できるようにする体制が築かれた。昭和 62（1987）年には，「国際緊急援助隊の派遣に関する法律（JDR 法）」の公布・施行がなされた。平成 4（1992）年には国際平和維持活動，選挙監視活動，紛争による被災者（難民）に対する救援活動を目的とする，「国際連合平和維持活動等に対する協力に関する法律（peace keeping operation；PKO 法）」ができ，JDR 法との間の役割分担がなされた。すなわち戦争や紛争に起因する難民（人為災害）は自衛隊，JDR 医療チームは主として自然災害に派遣されることが確認された。

　平成 15（2003）年 10 月より，特殊法人国際協力事業団が独立行政法人（初代理事長：緒方貞子）となり，国際協力機構（JICA）として発足した。そして当時は「国際救急医療チーム（JMTDR）」と呼称されていたが，JDR 法が成立してからは，JMTDR はボランタリーの登録者のグループ名として使用されたことから，当初あった日本語名としての「国際救急医療チーム」は使わず日本語も「JMTDR」とすることとし，このグループから選抜され災害

4）災害医療

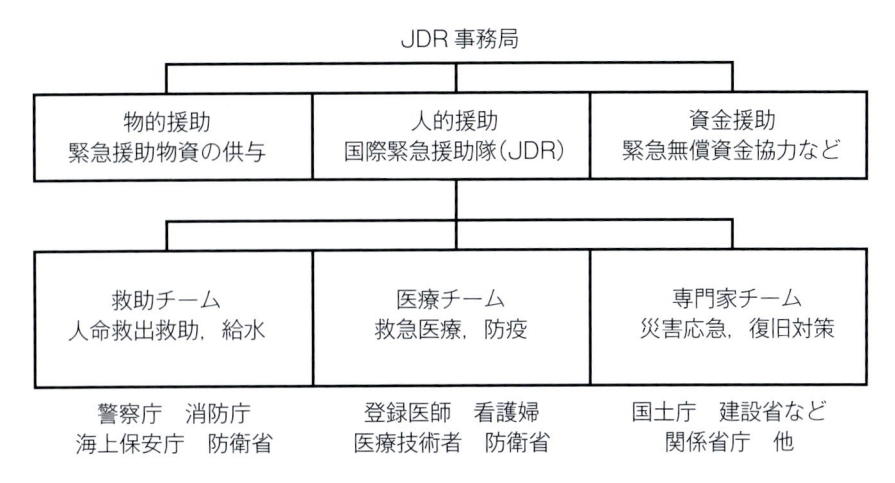

```
                    JDR 事務局
          ┌────────────┼────────────┐
      物的援助      人的援助       資金援助
   緊急援助物資の供与  国際緊急援助隊（JDR）  緊急無償資金協力など
                ┌────────┼────────┐
            救助チーム    医療チーム    専門家チーム
          人命救出救助，給水  救急医療，防疫  災害応急，復旧対策

          警察庁　消防庁   登録医師　看護婦   国土庁　建設省など
          海上保安庁　防衛省  医療技術者　防衛省    関係省庁　他
```

図 2-4-10　国際緊急援助隊組織図

地に派遣されるチームを「JDR 医療チーム」とすることが決められた[1]。

3．JICA の災害援助体制（図 2-4-10）

　JDR 事務局は，JDR 法にもとづく（1）JDR の派遣と，（2）緊急援助物資の供与，（3）資金援助の3つの大きな活動を行っている。JDR の派遣は，①医療チーム（医師，看護師，調整員など），②専門家チーム（災害応急対策および災害復旧に関する助言，指導），③救助チーム（警察庁，海上保安庁，消防庁），の3つに分けられる。自衛隊は防衛省に属し，要請に応じて医療活動，輸送活動，給水活動などを行う。緊急援助物資の供与は，備蓄倉庫から必要物資（毛布，テントなど）の緊急輸送や，民間援助物資の輸送がある。備蓄制度では現在，緊急援助物資を備蓄する倉庫を国外4カ所（フランクフルト，マイアミ，ヨハネスブルグ，シンガポール）に設置している。旅行傷害保険などの補償は，確立している。

4．JDR 各チームの特色

1）JDR 医療チーム

　医療チームは，医師，看護師，医療調整員および業務調整員により編成される。医療活動としては，被災者に対する診療および診療補助活動，疫病の発生・蔓延を防ぐ防疫活動などがある。被災者に対する医療活動の守備範囲は救急医療から精神医療までと幅広く，原則として被災地の医療水準に配慮して活動している。派遣決定後48時間以内の出発を目標とし，即応性を重視している。派遣期間は原則2週間で，状況により第2次隊，第3次隊を派遣する。現在21名体制（医師4名，看護師7名，他）であるが，災害の規模やニーズで人数の変更はある。これまでに平成18（2006）年5月のジャワ島中部地震まで44回の派遣実績がある。国内支援体制の整備がなされており，支援委員会，総合調整部会，タスクフォースを行っている。そして登録者（表 2-4-6）の各種研修の実施（年に2回の初心者のための

表2-4-6 JDR医療チーム

JICAが管轄
登録制
医師
看護師
医療調整員（薬剤師・検査技師，他）
業務調整員（ロジスティックス）
登録→導入研修→中級研修
災害発生時には，FAX・メールで募集

導入研修，年に3回の知識のブラッシュアップのための中級研修）を行っている。

2）専門家チーム

応急対策，復旧策についての助言・指導や，関係省庁の職員や民間の技術者を派遣している。対象分野では，地震災害に対する建物診断（危険度判定），耐震建築，森林火災に対する消火活動，大気汚染対策，石油流失，公衆衛生，火山噴火予知などである。主に各省庁から推薦の専門家を5〜10名程度緊急に派遣している。

3）救助チーム

活動は自己完結型であり，被災者の捜索・救出，要救助者の応急措置，要救助者の安全な場所への移送を目的とし，3庁（警察庁，消防庁，海上保安庁）が本来業務として出動する。「黄金の72時間」が勝負で，台湾への派遣〔平成11（1999）年9月〕を契機として体制の強化（54〜74名体制）がなされた。活動期間は8〜10日間で，過去の派遣実績は12件である。警察庁・消防庁・海上保安庁は，レスキュー隊員を中心に構成（約1,600名が待機）している。チーム構成は20〜118名で，医療・広報・救助犬班が帯同している。

4）自衛隊の派遣

大規模な災害や自給自足の援助活動が求められる場合に派遣され，救助活動（給水・輸送）および医療活動（救急医療・防疫）を実施する。過去には平成10（1998）年のホンジュラスのハリケーン災害，平成13（2001）年の西部インド地震，平成16（2004）年のスマトラ沖大地震，平成18（2006）年のジャワ島中部地震の4回，派遣されている。

5. JDR医療チームの実際

JDR医療チームは，途上国で大災害が起こった時に，当該国の要請のもとに救急医療チームを派遣するGO（政府組織）である。この組織は国公立病院の職員のみならず個人開業医も含むあらゆる医療機関の医療従事者などから希望者を事前登録しておき，どこかで大災害が発生した時にメンバーを登録者（ボランティア）のなかから選び派遣している（**表2-4-6**）。派遣に対する一切の費用は国の負担である。したがって，いわば半官半民組織である。出動は国連の災害時の被災国の要請にもとづく「要請主義（国家の主権，領土の統一は全面的に尊重。よって，人道援助は被災国同意のもと，要請内容にしたがって供与されるべき）」で行われており，国連や被災国の方針の遵守・調整への協調を守っている。JDR医療チー

ムは，医師，看護師，薬剤師などの医療調整員および業務調整員により編成され，チームワークが要求される。医療活動は，被災地の医療水準に配慮して活動している。最近は医療チームの機能強化で，X線の導入や生化学検査・簡易検査試薬などを導入した。また平成13（2001）年のインド地震での経験より，野営対応体制の整備を行っている。派遣は決定後24時間以内に出発することを目標とし，即応性を重視し，派遣期間は原則2週間である。登録メンバーの研修は，オリエンテーションと基本的な診療指針，携行資機材の説明，机上シミュレーション訓練などを行う登録時初期研修：導入研修（2泊3日）と，初期研修を済ませた登録者にブラッシュアップとして行う中級研修（1日または半日）とが設けられ，登録メンバーの資質向上が図られている。これまでの経験の蓄積と研修の効果で，活動サイトの選定，rapid assessmentや記録・報告システムの改善，事後評価などそのレベルは向上している。

現地での活動にあたりもっとも重視している点は，被災国の人的被害の軽減，日本の国際社会への貢献・存在感，日本国民の国際協力参加の推進である。さらに切れ目のない（シームレス；seamless）災害支援（緊急援助，復旧・復興，予防・防災）と，わが国と被災国との友好関係の発展などがある。危険地帯や紛争地帯への派遣もあるが，隊員の安全を第一としている。災害はいつ発生するかわからず，突然の派遣に備えて，日ごろの研修や，職場や家族の理解が不可欠である。

地球温暖化などで，自然災害，とくに大型のスーパー台風が発生し，今後900ヘクトパスカル（hPa）を下回る低気圧のスーパー台風が日本に上陸する可能性も報道されている。フィリピンではスーパー台風である「台風30号：ハイエン」が通過し，レイテ島の海岸には強風による高さ7m以上の高潮が襲い多くの死者を出した。日本政府はフィリピン共和国政府からの支援要請にもとづき，平成25（2013）年11月11日からJDR医療チームをフィリピンのレイテ島に派遣した。東日本大震災など国内の災害があったため，JDRの派遣は3年ぶりであった。この支援は「日本にとって非常に身近なパートナーであるフィリピンの人々の苦痛を少しでも軽減できるよう努力したい。また東日本大震災の際にフィリピンの人々からいただいた暖かい支援に少しでも恩返ししたい」との思いも含まれている。昭和57（1982）年以降のJDR設立以降，今回の第3次隊で63回目の派遣となった。

6. おわりに

JDRはこれまでの経験の蓄積と研修の効果で，活動サイトの選定，rapid assessmentや記録・報告システムの改善，事後評価などそのレベルは着実に向上し，メンバーは日本の災害においても中心的役割を果たしている。JDRでは，より素早い出動，移動手段の確保（定期便とチャーター機），医療機能の強化（小児医療，臨床検査，放射線検査，入院診療，とくに小手術や透析などの機能拡充機材の整備），他の救援組織との連携（NGO，外国チーム），そして緊急援助から復興支援・開発援助へ（シームレスな援助）を目標としている。

【参考文献】
1）浅井康文，山本保博，太田宗夫：災害救助体制・JMTDRの立場から．救急医学 2002；26：163 - 170.
2）浅井康文：国際医療班の活動．経験から学ぶ大規模災害医療，丸川征四郎編著，永井書店，大阪，2007，pp379 - 384.
3）浅井康文：臨床医学の展望 2012 災害医学．日本医事新報 2012；4585 号：84 - 90.

4）災害医療
（4）災害医療におけるメディカルラリー

1. はじめに

　メディカルラリーとは，医療チームが特殊メーキャップを施した模擬患者を診察し，限られた時間内にどのくらい的確に診察・治療を実施することができるかを競う「知識・技能コンテスト」のことである。大阪府済生会千里病院・千里救命救急センターでは，救急医療が現場から始まることを医療従事者に理解してもらう目的で，平成14（2002）年10月に第1回大阪千里メディカルラリーを開催し，以後毎年メディカルラリーを開催している。本項では，大阪千里メディカルラリーの概略について記載する。

2. 大阪千里メディカルラリーの概略

　会場は適宜変更されるが，原則として会場内に6～7カ所のシナリオステーションを設け，ドクターカーにて現場に出動したという想定で，それぞれのステーションで競技を実施し，すべてのステーションを回る。競技チームの構成は医師，看護師，救急救命士2名ずつの計6名で，参加チームは近畿地方の救急医療施設を中心に全国の救急医療施設から公募し，計20チーム前後としている。シナリオは，疾病患者対応，外傷患者対応，そして災害対応を基本にして6～7本を作成する。運営スタッフは，当センター医師1名，看護師1名がコースコーディネーターを務め，各ステーションスタッフや模擬患者については，ステーション責任者を経験豊富な救急医に依頼し，その他のスタッフは，当センターホームページで募集している。以下に代表的なシナリオを提示する。

1）徐脈症例
　胸痛を訴える傷病者に対して出動したという想定である。傷病者は顔面蒼白でショック状態である。心電図モニターを装着すると完全房室ブロックを呈しており，緊急経皮ペーシングが必要で，処置が一定時間遅れると心停止となる。

2）交通外傷症例
　交通事故による傷病者に対して出動したという想定である。複数の傷病者がいるため，安全確認，傷病者の数の確定，応援要請など，適切な状況評価を実施し，その後傷病者に対して適切な観察，処置を実施しなければならない（図2-4-11）。

3）心停止症例
　突然の意識障害を呈する傷病者に対して出動したという想定である。傷病者は心停止状態で，一般市民によりバイスタンダーCPRが実施されており，適切な二次救命処置を実施しなければならない（図2-4-12）。

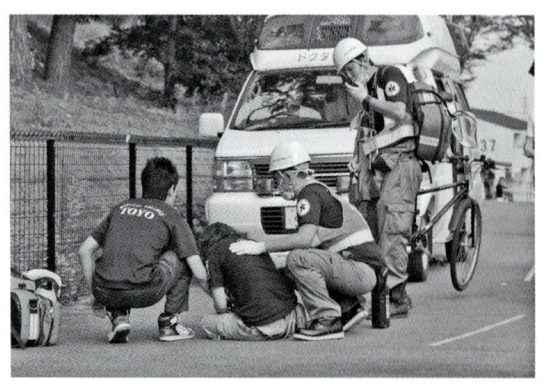

図2-4-11　外傷症例の競技風景

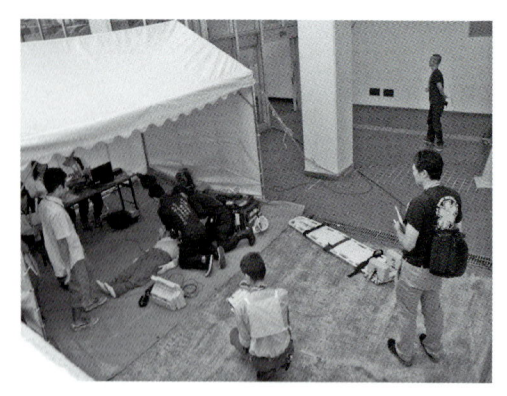

図2-4-12　心停止症例の競技風景

4）多数傷病者発生事例

列車脱線事故により多数傷病者が発生したため出動したという想定である。現場到着時には，まだ指揮本部は設置されておらず，適切な現場初期対応を実施しなければならない。

3. 全国のメディカルラリー開催状況

現在さまざまな地域でさまざまなタイプのメディカルラリーが開催されているのが現状である。筆者が聞き及んでいる限りでは，北海道，山形，茨城，神奈川，静岡，香川，福岡などでメディカルラリーが定期的に開催されている。また一般社団法人日本臨床救急医学会や一般社団法人日本集団災害医学会では，過去に学術集会と併せてメディカルラリーが開催されている。

4. 考　察

メディカルラリーの発祥はチェコ共和国で，平成9（1997）年に第1回目が開催されている。筆者は，平成14（2002）年5月，この国際メディカルラリーに参加し，そこで救急医療が現場から始まること，および標準化された救急医療を実践することの重要性を強く認識した。そのため，わが国でも同様の競技会を開催し，医療従事者に同様の認識をもってもらうことが必要と考え，平成14（2002）年10月29日に第1回大阪千里メディカルラリーを開催した。当ラリーには大阪府北部6救急医療施設から7チームが参加し，好評を博したので，以後出場チーム数を20チーム程度まで増加させ，毎年メディカルラリーを開催している。

メディカルラリーの意義については，競技者が普段経験することが少ない"病院前の現場状況"を実際に体験できること，現実に即した状況を体験することで救急医療が現場から始まることを理解できること，そして活動にあたってのチーム医療の重要性が認識できること，などがあげられる。また客観的に採点，評価され，その結果がフィードバックされることにより，競技者自身の不十分な点，習得していない分野を認識でき，今後の自己学習への方向性が示されることも有意義な点である。

しかし，メディカルラリーの開催にあたってはいくつか課題も存在する。その1つは，シナリオおよびその評価方法についてで，シナリオ間での得点のばらつきが均一になるように状況を設定したり配点を工夫するなど，評価の質をできるだけ均一にするためにチェックシートを工夫したりすることが必要である。2つめは人的・経済的問題で，より現実に近い状況を再現するためには，多数の資機材が必要になる。また良質な評価を実施するためには，経験豊富な評価者を多数集める必要がある。現在，資機材については，消防本部や機器販売業者の協力により調達しており，人的資源については，医師，看護師，消防職員などの自発的な協力により成り立っているが，今後のメディカルラリーの継続的開催には，これらの問題を解決することも重要である。

3章 病院前救命救急医学教育

1）ACLS

1. はじめに

　総務省消防庁がまとめた「平成25年版　救急・救助の現況」[1]によると，平成24（2012）年中に全国の消防機関が搬送した心停止傷病者数は127,866人である。救急業務実施人口10万人あたり99.9人となり，これは救急搬送人員の2.43％にあたる。また，救急隊員の行った応急処置などの状況を傷病程度別による分類からみてみると，死亡または重症として搬送されたのは558,588人であるが，このうち心肺蘇生が行われたのは123,614人で，22.1％を占めている。ドクターカーなどでは重症と思われる事案への出動が多くなるため，病院前救急医学において心肺蘇生術は習得すべき必須項目であり，またそれを実践する機会は多いと考えられる。

　平成22（2010）年10月にILCORよりCoSTRが公表され，同時に「JRC（日本版）ガイドライン2010」のドラフト版がウェブサイトに発表された。そして，平成23（2011）年11月には『JRC蘇生ガイドライン2010』[2]が，平成24（2012）年2月には『救急蘇生法の指針2010（医療従事者用）改訂4版』[3]が刊行された。日本救急医学会ICLSコースはJRCガイドラインに準拠した成人の心肺蘇生教育コースであり，心停止の最初の10分間の対応に重点が置かれている。このほか，アメリカ心臓協会（American Heart Association；AHA）ガイドラインに準拠した各種教育コースも国内で広く開催されており，ヨーロッパ蘇生協議会（European Resuscitation Council；ERC）のガイドラインも紹介されるようになってきた。このようにわが国では複数のガイドラインにもとづく教育がなされており，病院前のように複数のチームが合同で活動するような場合には，対応に混乱を招くおそれがある。ガイドラインの違いを理解し許容していく姿勢が必要である。

　本項では『救急蘇生法の指針2010（医療従事者用）改訂4版』に沿って，成人において病院前で留意すべき事柄について話を進めることにする。救急蘇生法の詳細は『救急蘇生法の指針2010（医療従事者用）改訂4版』を参照していただきたい。

心停止の予防　　心停止の　　　　一次救命処置　　二次救命処置と
　　　　　　　早期認識と通報　　　　　　　　　心拍再開後の集中治療

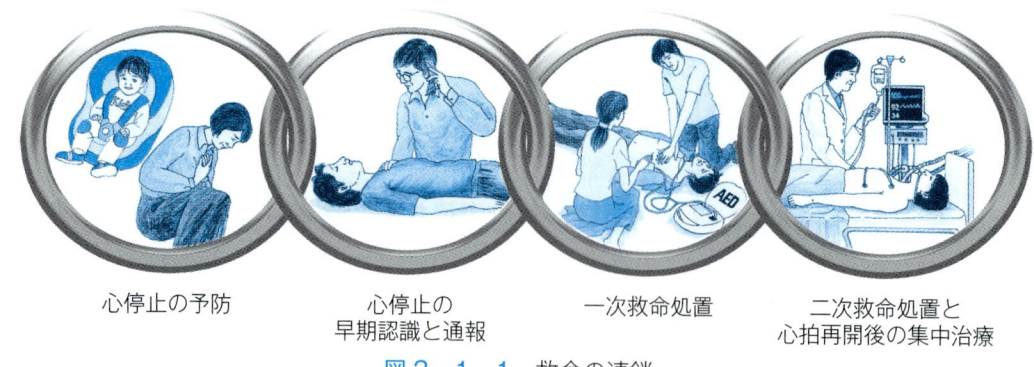

図3-1-1　救命の連鎖
（文献3より引用）

2. 救命の連鎖

　心停止あるいは心停止が切迫している患者の救命には，①心停止の予防，②心停止の早期認識と通報，③一次救命処置，④二次救命処置と心拍再開後の集中治療，の4つが速やかに連携して行われることが必要であり，これらの概念を「救命の連鎖」（図3-1-1）と呼ぶ。
　病院前では，発見者による心停止の早期認識と119番通報，応急手当の実施が重要となる。平成24（2012）年中に全国の消防機関が搬送した心停止傷病者のうち，救急隊の到着時に家族などにより応急手当が実施されていたのは44.3％であった[1]。1カ月後の生存者数の割合は6.4％で，応急手当が実施されていない場合よりも1.1ポイント（約1.2倍）その救命効果が高かった。このなかで，心停止の時点が市民により目撃された心原性の傷病者のうち，救急隊の到着時に家族などにより応急手当が実施されていたのは41.3％であり，1カ月後の生存者数の割合は12.7％で，応急手当が実施されていない場合よりも3.0ポイント（約1.3倍）その救命効果が高かった。市民による応急手当の実施にはまだまだ向上の余地があり，消防機関は119番通報などの内容から心停止であることを察知し，通報者に適切な指示を与えて一次救命処置（BLS）の開始を促す必要がある。

3. 成人の一次救命処置（BLS）

　心停止患者には速やかにBLSが開始される。医療用BLSアルゴリズムを図3-1-2に示す。心肺蘇生（CPR）は心停止発生後できるだけ早期から開始し，絶え間なく行うことが重要である。なかでも良質な胸骨圧迫は蘇生の根幹をなす重要な因子である。
　誰かが突然倒れるところを目撃したり，横たわっている患者の顔色，体動，呼吸などの異常に気づいたら，周囲の安全を確認しただちに反応を確認する。反応がない場合は，「誰か来てください！」などと大声で叫んで周囲の注意を喚起する。誰かが来たら，119番通報を依頼し，近くにAEDがあれば持ってきてもらう。救助者は気道を確保して呼吸を観察し（熟練者は同時に頸動脈の拍動を確認する），呼吸がなければ胸骨圧迫を開始する。

1) ACLS

```
          ┌─────────┐
          │ 反応なし │
          └────┬────┘
               │  大声で叫び応援を呼ぶ
               │  緊急通報・除細動器を依頼
               ▼
         ◇ 呼吸をみる* ◇ ──正常な呼吸あり──▶ ┌──────────────┐
               │                              │ 気道確保       │
               │                              │ 応援・ALSチームを待つ │
               │                              │ 回復体位を考慮する │
               │                              └──────────────┘
               ▼
          ┌─────────┐
          │ 呼吸なし** │
          └────┬────┘
               ▼
    ┌──────────────────────────────┐
    │            CPR                │
    │ ・ただちに胸骨圧迫を開始する   │
    │ 強く（成人は少なくとも5cm, 小児は胸の厚さの約1/3） │
    │ 速く（少なくとも100回／分）    │
    │ 絶え間なく（中断を最小にする） │
    │ ・30：2で胸骨圧迫に人工呼吸を加える │
    │ 人工呼吸ができない状況では胸骨圧迫のみを行う │
    └───────────┬──────────────────┘
                ▼
       ┌────────────────┐
       │ AED／除細動器装着 │
       └────────┬────────┘
                ▼
       ◇ ECG解析・評価         ◇
         電気ショックは必要か？
         │                    │
      必要あり              必要なし
         ▼                    ▼
  ┌──────────┐         ┌──────────┐
  │ ショック1回│         │ただちに胸骨圧迫から│
  │ショック後ただちに│   │ CPRを再開*** │
  │ 胸骨圧迫からCPRを │   │ （2分間）  │
  │ 再開***（2分間）│     └──────────┘
  └──────────┘
```

* ・気道確保して呼吸の観察を行う
・熟練者は呼吸と同時に頸動脈の拍動を確認する

** ・死戦期呼吸は心停止として扱う
・「呼吸なし」でも脈拍がある場合は気道確保および人工呼吸を行い，ALSチームを待つ

*** 強く，速く，絶え間ない胸骨圧迫を！

ALSチームに引き継ぐまで，あるいは患者に正常な呼吸や目的のある仕草が認められるまでCPRを続ける

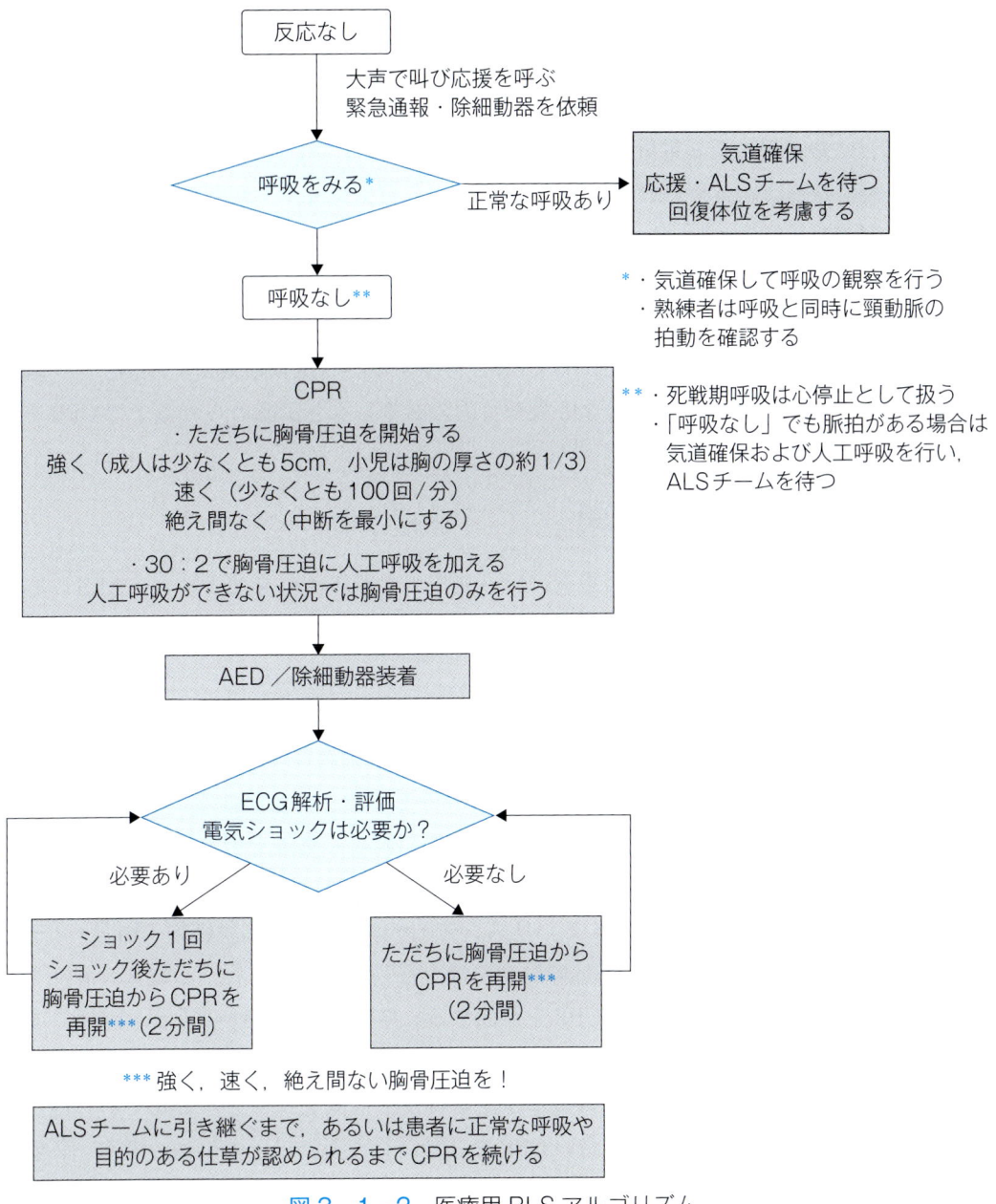

図3-1-2　医療用BLSアルゴリズム
（文献3より引用）

1）胸骨圧迫

　良質な胸骨圧迫を行うには，①胸の真ん中を，②胸壁が少なくとも5cm沈む程度で，③1分間に少なくとも100回のテンポで圧迫し，④圧迫後は圧迫を完全に解除して，胸壁がもとの高さにまで戻るようにする。

　人工呼吸の準備ができ次第，胸骨圧迫と人工呼吸を30：2の比率で継続する。AEDが到着したら，ただちに装着する。

2) 電気ショック

　心電図（electrocardiogram；ECG）の解析により電気ショックが必要と判断されれば，ただちに電気ショックを行う。心原性でかつ一般市民により心肺機能停止の時点が目撃された症例のうち，一般市民による電気ショックが行われたものは 881 例 /23,797 例（3.7％）であり，1 カ月後生存率は 41.4％であった[1]。救急隊により電気ショックが行われたものは 5,910 例 /23,797 例（24.8％）であったが，1 カ月後生存率は 27.4％と一般市民による施行例よりも低値であった。より早期の電気ショック施行が重要である。

　CPR を 2 分間行ったら，ECG の解析に入る。電気ショックが必要と判断されれば，ただちに電気ショックを行い，胸骨圧迫から CPR を再開する。二次救命処置（ALS）チームに引き継ぐまで，あるいは患者に正常な呼吸や目的のあるしぐさが認められるまで CPR を継続する。

4. 成人の二次救命処置（ALS）

　日常的に蘇生を行う者が心停止の患者に行う処置の手順の流れをまとめた，ALS の心停止アルゴリズムを図 3-1-3，表 3-1-1，表 3-1-2 に示す。

1）現場への介入

　病院前では，現場活動に入る前に安全の確認が不可欠である。現場活動ではさまざまな制限を受ける場合があり，また現場がドクターカーなどの車両から離れている場合もある。必要な資器材をコンパクトにまとめて運べるよう準備をしておく必要がある。

　質の高い BLS は有効な ACLS の前提である。現場に到着し処置を引き継いだら，引き続き良質な CPR が継続されるよう心がける。まだ装着されていなければ，持参した AED あるいはモニター付き除細動器を装着する。リズムチェックを行い，心室細動（図 3-1-4）または無脈性心室頻拍（図 3-1-5）の場合には，電気ショックを行う。電気ショックを施行したら，ただちに胸骨圧迫から CPR を再開する。無脈性電気活動（図 3-1-6）または心静止（図 3-1-7）であれば，ただちに胸骨圧迫から CPR を再開する。

　CPR を 2 分間実施したら再びリズムチェックを行う。電気ショックが必要であればただちに施行し，CPR を再開する。質の高い CPR を 2 分間行う間に以下の事柄を考え，必要であれば実施する。

2）心停止の原因検索

　蘇生のすべての段階において原因の検索とその是正が求められる。蘇生の現場では，心停止に至った状況や既往歴などを聴取するが，目撃者が患者と面識がなかったり身元が不明であったりして十分な情報が得られない場合がある。身体所見などからある程度原因が推定されたとしても，病院前では十分な処置ができない場合もある。病院に事前に情報を流し必要な治療の準備を進めてもらいつつ，早急に搬送することも考慮すべきである。

3）薬剤投与経路確保

　CPR を継続しながら，速やかに静脈路を確保する。静脈路の確保は末梢静脈路を第一選

1）ACLS

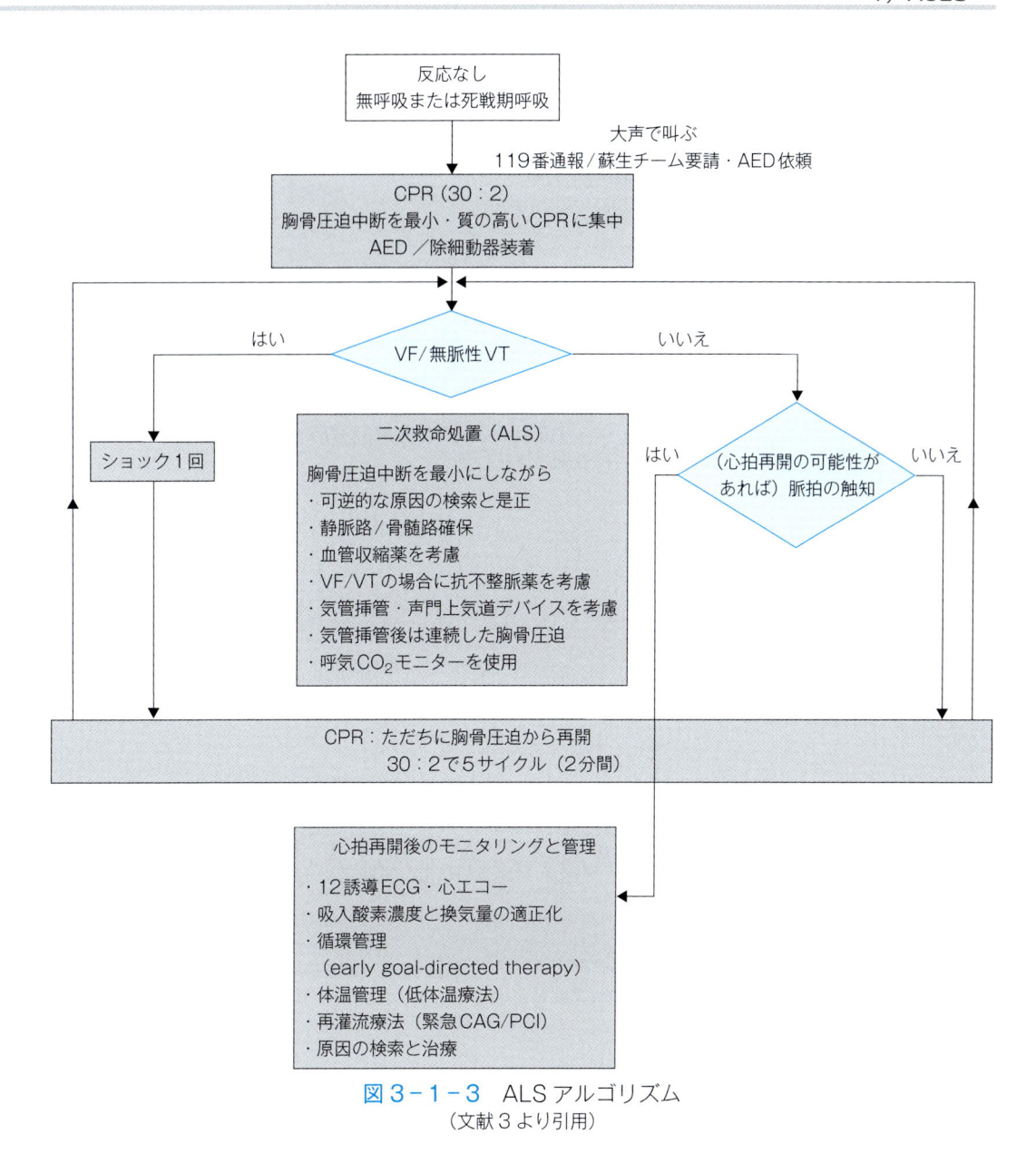

```
┌─────────────────────────┐
│   反応なし               │
│ 無呼吸または死戦期呼吸   │
└───────────┬─────────────┘
            │   大声で叫ぶ
            │   119番通報/蘇生チーム要請・AED依頼
            ▼
┌─────────────────────────────────────┐
│ CPR (30：2)                         │
│ 胸骨圧迫中断を最小・質の高いCPRに集中 │
│ AED／除細動器装着                   │
└─────────────────────────────────────┘
                 │
         はい ◇ VF/無脈性VT ◇ いいえ
              │              │
     ┌────────┘              └────────┐
     ▼                                ▼
 ┌────────┐                ◇(心拍再開の可能性が
 │ショック1回│          はい あれば)脈拍の触知 いいえ
 └────────┘                     │
                                │
       ┌──────────────────────────────┐
       │      二次救命処置（ALS）      │
       │ 胸骨圧迫中断を最小にしながら  │
       │ ・可逆的な原因の検索と是正    │
       │ ・静脈路/骨髄路確保           │
       │ ・血管収縮薬を考慮            │
       │ ・VF/VTの場合に抗不整脈薬を考慮│
       │ ・気管挿管・声門上気道デバイスを考慮│
       │ ・気管挿管後は連続した胸骨圧迫  │
       │ ・呼気CO₂モニターを使用       │
       └──────────────────────────────┘

       ┌──────────────────────────────┐
       │ CPR：ただちに胸骨圧迫から再開 │
       │   30：2で5サイクル（2分間）   │
       └──────────────────────────────┘
                    │
                    ▼
       ┌──────────────────────────────┐
       │   心拍再開後のモニタリングと管理 │
       │ ・12誘導ECG・心エコー         │
       │ ・吸入酸素濃度と換気量の適正化 │
       │ ・循環管理                    │
       │   (early goal-directed therapy)│
       │ ・体温管理（低体温療法）       │
       │ ・再灌流療法（緊急CAG/PCI）    │
       │ ・原因の検索と治療             │
       └──────────────────────────────┘
```

図3-1-3　ALSアルゴリズム
（文献3より引用）

表3-1-1　心停止に対する電気ショックの初回エネルギー量

二相性	推奨エネルギーで実施 不明の場合 150～200J
単相性	360J

（文献3より引用）

択とする。

　静脈路確保が難しい場合，あるいは静脈路確保に時間を要したり不確実な場合は，骨髄路を確保する。トレーニングモデルを用いた研究[4]では，異なる3つの環境下において，末梢

表3-1-2 心停止に対する薬剤投与量（静脈内投与）

血管収縮薬	アドレナリン 1mg　3〜5分間隔
抗不整脈薬	アミオダロン 300mg ニフェカラント 0.3mg/kg

（文献3より引用）

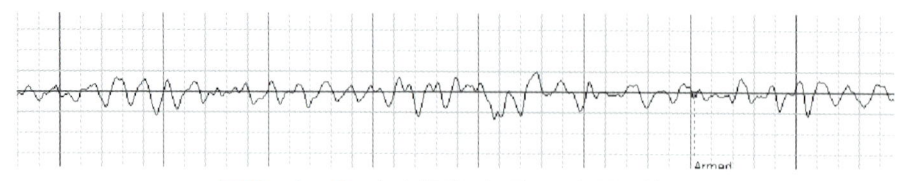

図3-1-4 心室細動（VF）の心電図波形
（文献3より引用）

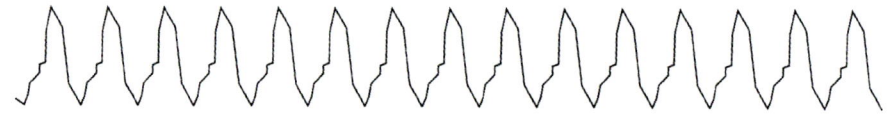

図3-1-5 心室頻拍（VT）の心電図波形
（文献3より引用）

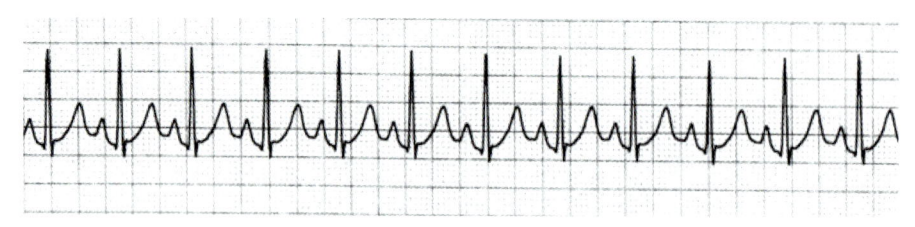

図3-1-6 無脈性電気活動（PEA）の心電図波形【脈拍は触知されない】
（文献3より引用）

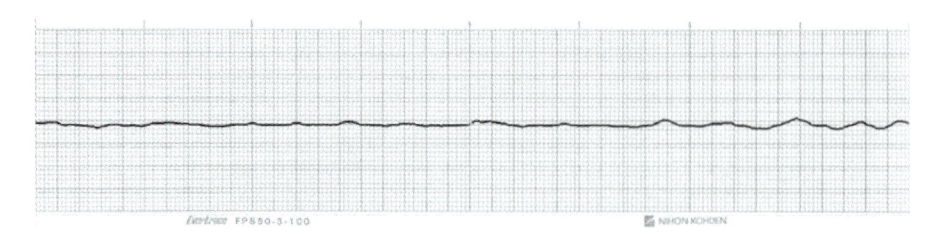

図3-1-7 心静止の心電図波形
（文献3より引用）

静脈路確保と骨髄路確保（後述のBone Injection Gun™を使用）の所要時間を測定したところ，すべての環境で骨髄路確保が末梢静脈路確保に比べ有意に短時間で実施でき，末梢静脈路確保は穿刺環境による有意差を認めたが，骨髄路確保は穿刺環境による有意差を認めなかった。病院前では静脈路確保が困難な状況が多いと思われ，骨髄路確保に習熟しておくことは有用

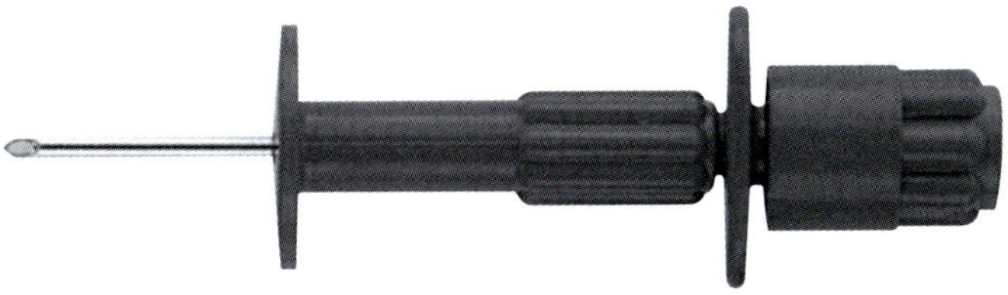

© 2014 CareFusion Corporation

図3－1－8　イリノイ骨髄穿刺針
（画像提供：富士システムズ株式会社）

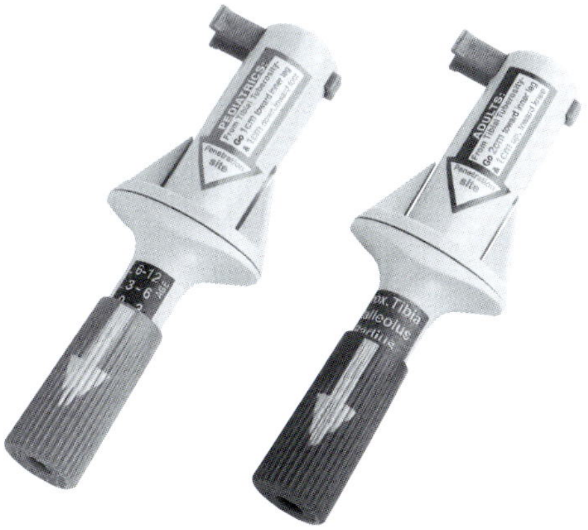

図3－1－9　骨内医薬品注入キット
（画像提供：日本光電工業株式会社）

である。

用手的に骨に刺入する骨髄穿刺針の一例を（図3－1－8）に示す。用手的に挿入するためには，ある程度の時間を要すると認識しておく必要がある。現場での体勢によっては，針に十分な力が加えられない場合も想定される。

日本光電工業株式会社より発売されている骨内医薬品注入キット（図3－1－9）は，前述のBone Injection Gun™と呼ばれるもので，内蔵されたスプリングにより針が射出され一瞬にして骨髄に到達させることが可能である。あらかじめ，骨髄針の射出長を調整しておく必要がある。

アイ・エム・アイ株式会社より発売されている骨髄輸液路確保用骨髄ニードル穿刺システム（図3－1－10）は，EZ-IO® と呼ばれるもので，バッテリー駆動のハンドドリルにより骨髄針を刺入することが可能である。Bone Injection Gun™と異なり骨髄針を刺入しながら深度を調節できるが，部品数が多くなることが現場へ持ち運ぶうえでの欠点となるかもしれない。

4）薬剤投与

リズムチェックのあと，可及的速やかに薬剤を投与する。現場で薬剤をシリンジに吸うのは手間のかかる作業であり，清潔度を保つことも困難である。アドレナリンやアトロピンな

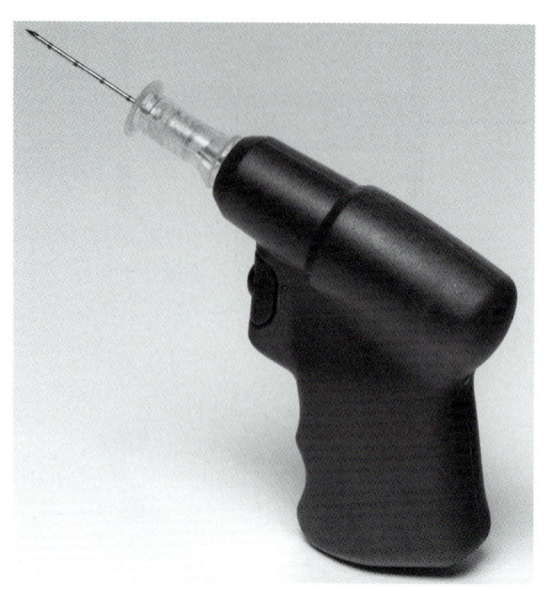

図 3-1-10 骨髄輸液路確保用骨髄ニードル穿刺システム
（画像提供：アイ・エム・アイ株式会社）

などではプレフィルドシリンジが市販されており，封を切ってすぐに使えることから現場での使用には有用である。

また，薬剤の保管や持ち運びには特段の注意が必要なものもある。アミオダロンは25℃以下での保存となっており，夏季など車内などで保管するには注意が必要である。麻薬などを持ち運ぶ場合には紛失や破損のないよう厳重に管理する必要がある。

5）高度な気道確保

バッグ・バルブ・マスク（bag valve mask；BVM）による換気ができていれば，高度な気道確保は必ずしも必要ではない。しかしながら病院前においては，対応できる人員が限られること，搬送中の用手的な気道確保は不安定になりやすいことから，BVMで有効な換気を維持することは困難な場合もある。高度な気道確保により人手に余裕ができれば，より多くの処置が行えるようになり好結果をもたらす可能性がある。

a）声門上気道デバイス

声門上気道デバイスは声門を目視で確認することなく挿入が可能である。ラリンゲアルマスクエアウェイ（laryngeal mask airway；LMA™），コンビチューブ（COMBITUBE™），ラリンゲアルチューブなどがある。病院前で活動空間が制限され，用手によるマスク保持が難しく通常の気管挿管も困難な場合には威力を発揮するかもしれない。熟練者が挿入し，挿入後の換気の状態を注意深く評価する必要がある。

声門上気道デバイスは搬送中の揺れなどにより気管挿管に比べて位置がずれやすい可能性があり，注意が必要である。呼気CO_2モニターは，声門上気道デバイスで有効な換気が維持できているかどうかの評価に有用であるかもしれない。

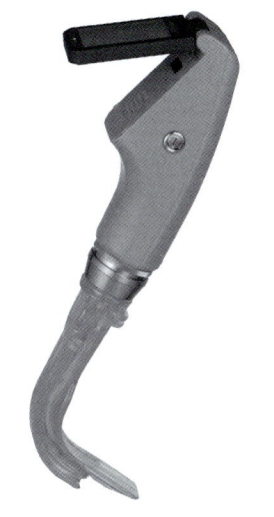

図3-1-11　エアウェイスコープ®
（画像提供：日本光電工業株式会社）

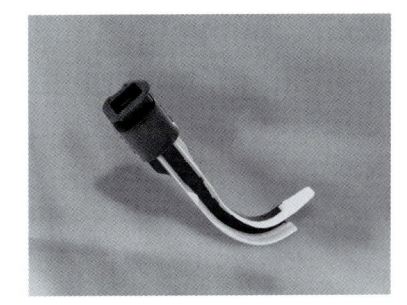

図3-1-12　エアトラック®
（画像提供：泉工医科工業株式会社）

b）気管挿管

　気管挿管にこだわるあまり，気管挿管手技に時間を要し胸骨圧迫中断時間が長くなれば，気管挿管による利益よりも害のほうが大きくなる。気管挿管を行うことが有益であるかを見極めたうえで，熟練者が胸骨圧迫中断時間をできるだけ短く挿管を済ませる必要がある。

　病院前においては，患者の置かれた状況はさまざまである。気管挿管が必要と判断されても，必ずしも患者の頭上に活動スペースが確保できるとは限らない。

　全身麻酔下に側臥位での気管挿管を評価した研究[5]では，エアウェイスコープ®（Airway-scope®；AWS，図3-1-11）により得られる視野はマッキントッシュ喉頭鏡よりも良好であり，気管挿管の成功率は高く所要時間は短かった。また，自動車事故で運転席に坐った状態での気管挿管を想定した研究[6]では，マッキントッシュ喉頭鏡が一番速く気管挿管を達成でき，エアウェイスコープ®，エアトラック®（Airtraq®；ATQ，図3-1-12）は時間がかかったものの有意差はなかった。

　エアウェイスコープ®は，頭上からでなくとも挿管操作が可能であり，活動範囲の限られた状況では有用であるかもしれない。頸部を伸展させる必要がなく，頸髄損傷の可能性がある外傷患者にも使いやすい。また，多人数で画面を確認できることから誤挿管の防止に役立つ可能性がある。しかしながら屋外環境で日差しが強い場合などでは，液晶画面の視認性が落ちる可能性がある。

　エアトラック®はエアウェイスコープ®と同様に頸部を伸展する必要がないため，頸椎損傷の可能性がある場合には有用であろう。エアウェイスコープ®と異なり一方向からのぞき込む形となるため，その部分に活動スペースが必要であり，同時に多人数で確認することはできない。

　状況にあった気管挿管用デバイスを用いることが重要であり，通常の喉頭鏡に精通するこ

とはもちろんのこと，他のデバイスにも精通し準備しておくことが有用であると思われる。

6）心拍再開後の集中治療

心拍再開後に低体温療法が適応となる症例においては，クーラーバッグなどを利用して冷却した輸液剤を現場へ持参することにより，早期から体温コントロールが開始できる。

7）CPRの補助的な装置

a）自動心マッサージ器

ピストン式やベルト式の胸骨圧迫代替機器が市販されているが，用手的なCPRと比較して有用であるかは明らかではない。患者の脇に位置し胸骨圧迫を行うことが困難な状況や，搬送中に用手的には十分な胸骨圧迫ができない，長時間の搬送を余儀なくされる場合などでは，安定した胸骨圧迫が得られる可能性がある。装着に時間をかけ胸骨圧迫の中断が長引かないように注意が必要である。

5. おわりに

病院前においてとくに留意すべきと思われる点を中心に述べてきた。良質なBLSなくしてACLSの成功はなく，まずそのことに力を注ぐべきである。そのうえで，さまざまな状況に対応できるスキルと装備を備えて，患者に対応していただきたい。また，救急隊など他の機関との連携も重要であり，日頃から相互理解を深め共同で活動できることが望ましい。

【参考文献】

1) 総務省消防庁：救急・救助の現況，平成25年度版．2013．
   http：//www.fdma.go.jp/neuter/topics/fieldList9_3.html
2) 日本蘇生協議会，日本救急医療財団監：JRC蘇生ガイドライン2010．へるす出版，東京，2011
3) 日本救急医療財団心肺蘇生法委員会監：救急蘇生法の指針2010（医療従事者用），改訂4版，へるす出版，東京，2012
4) 諫山憲司，平川昭彦，齊藤福樹，他：トレーニングモデルを用いた救急救命士による骨髄内輸液路確保に要する時間の検討．日救命医療会誌 2010；24：81-85．
5) Takenaka I, Aoyama K, Iwagaki T, et al：Efficacy of the Airway Scope on tracheal intubation in the lateral position：Comparison with the Macintosh laryngoscope. Eur J Anaesthesiol 2011；28：164-168.
6) Wetsch WA, Carlitscheck M, Spelten O, et al：Success rates and endotracheal tube insertion times of experienced emergency physicians using five video laryngoscopes：A randomized trial in a simulated trapped car accident victim. Eur J Anaesthesiol 2011；28：849-858.

2）JATEC™

1. はじめに

　一刻も早い医学的介入による蘇生と集学的な診療システムが外傷患者を救う鍵を握っている。その行為の安全と質を保障するには標準的な診療の確立と普及が不可欠とされている。わが国においては，外傷初期診療の標準として開発された『外傷初期診療ガイドライン（JATEC™）』があり[1]，また，その off-the-job training としての JATEC™ コースがある。

　そもそも JATEC™ は，初期診療の担い手である医師を対象に病院にある医療リソースが活用できるものとして開発されている。いわゆる，日常の救急診療や救命救急センターでの対応を想定したものである。ドクターカーやドクターヘリなどで現場に出向き，医療行為を展開するには活用できる医療資源におのずと制約がある。しかし，JATEC™ が指導する蘇生要否の判断や診療のプロセスなど，医学的介入に必要な知識は病院での診療となんら変わることはない。本項では，外傷診療の標準化における理論構築の背景と診療の実際を紹介し，並行してリソースの制約を受ける病院外での工夫を付記する。そのうえで，医学教育ツールとしての JATEC™ コースの意義にも言及する。

2. JATEC™ が教える外傷診療理論

1）初期診療の目標

　初期診療での最初の目標は生命危機を回避し，命を守ることにある。全身状態の安定もしくは生命の安全性を確認したあと，全身の損傷を検索し，根本治療の必要性を判断する。JATEC™ ではこのような手順の優先順位を守らせることと，生命危機を回避する救急処置の技能を習得させることを目標としている。さらに，重要なことは目前の患者の重症度評価と自施設の診療能力を見極めることである。知識や経験があるからと自己の能力を過信してはならない。重症患者の診療では短時間につぎ込める数多くのマンパワーと複数診療にわたる集学的治療を必要とする。蘇生処置に引き続き，損傷に応じた適切な診療科や施設への紹介により，外傷患者の良好な転帰を期待することができる。

　以上の具体的な行動目標を箇条書きにしたのが表 3-2-1 であり，これは『初期診療ガイドライン JATEC™』第 1 章の「初期診療総論」の要約としてテキストの冒頭に記載されている[1]。

2）初期診療の戒律

　最初の目標である「生命危機の回避」はどのようにすればよいのだろうか。外傷診療では生理学的徴候の異常から蘇生の必要性を判断すべきであって，初期には必ずしも確定診断を必要としない。当然，短時間に行う必要がある。すでに大きな侵襲を受けているため，患者

表 3-2-1　JATEC™ が指導する初期診療の目標

1. 最初に生理学的徴候を主眼に，迅速かつ的確に患者の生命危機を把握する（primary survey）。
2. 適切な救急処置で生命危機を回避する（蘇生）。
3. 生命の安全を確保したうえで，全身を系統的に検索して損傷を見つける（secondary survey）。
4. 自己および自施設の診療能力の限界を超えていると判断すれば，応援医師の要請や転院を図る（応援要請と転院）。
5. 根本治療や経過観察を行う過程で，損傷の見落としがないかどうかを繰り返し診察する（tertiary survey）。
6. 外傷診療は多職種の医療従事者によるチーム医療である。

（文献 1 より引用）

表 3-2-2　外傷初期診療の戒律

1. 生命にかかわることを最優先する。
2. 最初に生理学的徴候の異常を把握する。
3. 確定診断に固執しない。
4. 時間を重視する。
5. 不必要な侵襲を加えない。

（文献 2 より引用）

を愛護的に扱い二次損傷を避けなければならない。この概念はグローバルスタンダードにもなっていて，しばしば「外傷初期診療の戒律」と呼ばれている（表 3-2-2）[2]。JATEC™ でもこの本質を守り，診療手順の優先順位決定の根拠としている。したがって，患者観察や処置のいかなる経過でも生理学的徴候（いわゆるバイタルサインや意識レベルの評価）を最優先すること，その具体的な方法として後述する ABCDE アプローチを繰り返すよう強調する。この概念こそ急性期の外傷医療を展開する論理的な方法であり，世界中に受け入れられている。この最初のステップを外傷診療の primary survey と称し，必要であれば蘇生を行う。命の保証ができれば，引き続き全身の損傷検索を行うが，この第 2 のステップを外傷診療の secondary survey と呼ぶ。それぞれの具体的な内容については下記に詳述する。

繰り返すが，このような診察プロセスの特殊性は診断よりも生命維持を重視することから必然的に生まれた結果である。生命維持の仕組みと生命を脅かす外傷の病態生理を整理すれば，JATEC™ の primary survey で多用される ABCDE アプローチの意味が理解しやすくなる。

3）第 1 ステップ；ABCDE アプローチの根拠

最初に評価する生理学的徴候のとらえ方を JATEC™ では ABCDE にのっとって行うよう指導している。これは米国外科学会外傷委員会[3]が暗唱方法として提唱した方法であるが，蘇生のプロセスを酸素運搬の生命維持の仕組みと関連させたのは，JATEC™ 独自の考案である。生命維持の生理学から生じた ABCDE アプローチの根拠を『外傷初期診療ガイドライ

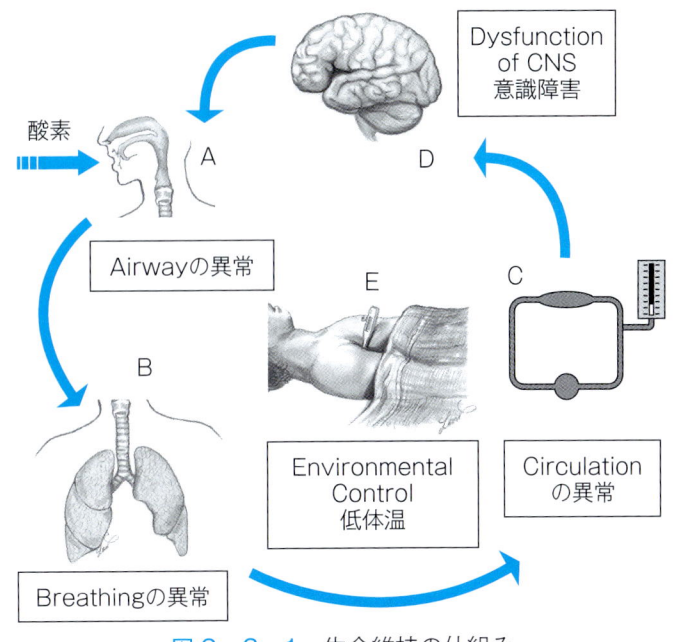

図 3-2-1 生命維持の仕組み
(文献 1 より引用)

ン JATEC™』から引用し，以下に紹介する．

　切迫する死を回避するための診察法を身につけるためには，生命維持の生理と蘇生の手順を整理しておく必要がある．図 3-2-1 のように，人間は大気中の酸素を体内に取り込み，全身に酸素を供給する一連の仕組みによって維持されている．殊に中枢神経への酸素供給が維持されることで，呼吸・循環を介する生命の輪が形成されている．この輪のどの部分が障害を受けても，生命維持はただちに困難になる．

　障害を受けた場合は，ただちにこの連鎖を立て直さなければならず，支持療法の順番は酸素の流れに従うのが理論的である．すなわち空気を吸い込む気道が最初であり，次に呼吸系，循環系，中枢神経系といった順になる．

　現時点での医療レベルで支持療法が簡便かつ確実であるのは気道・呼吸系に対してであり，次に循環系である．人工呼吸や胸腔ドレナージなど呼吸系に対する蘇生は迅速かつ確実であるのに対し，止血や輸液・輸血などの循環系に対する蘇生はより複雑で時間を要する．呼吸と循環の両方に問題がある場合に，呼吸から先に蘇生するほうが効率的であることが多い．以上より，蘇生の順番を気道の開放（airway；A），呼吸管理（breathing；B），循環管理（circulation；C）とするのは合理的である．

　残念ながら，生命を脅かす中枢神経障害（dysfunction of central nervous system；D）に確実に対処することは困難である．しかし，呼吸・循環の維持は，頭蓋外因子による中枢神経系の二次性脳損傷を回避することにつながるため，中枢神経障害に対する支持療法の 1 つとなる．また，呼吸・循環の安定化に加えて，生命を脅かす中枢神経障害を早期に把握して

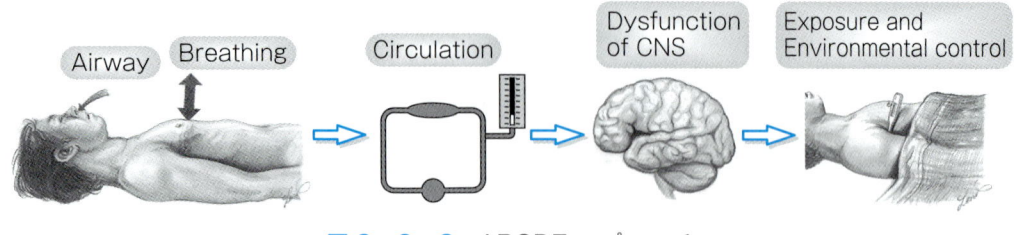

図3-2-2 ABCDEアプローチ
（文献1より引用）

おくことで，頭部外傷に対する迅速な根本治療が可能となる．

　着衣を身につけたままでは，以上のA・B・C・Dの観察ならびに蘇生は困難であり，不十分なものとなる．したがって，着衣を取り全身を露出（exposure）する必要がある．しかし，脱衣により患者は外気温にさらされ，体温が低下しやすい．外傷患者は，脱衣などによる熱放射に加え，ショック時の熱産生の低下，大量輸液や輸血などが原因として加わり，容易に低体温に陥る．低体温に陥ると，生理的な代償機構が破綻して蘇生に対する反応が低下し，生命予後が著しく悪くなる．したがって，診療の初期より低体温を回避することが不可欠であり，生理学的徴候としての体温の評価と保温（environmental control；E）も重要となる．

　以上をまとめ，蘇生の根幹としてのA・B・Cに，生命を脅かす中枢神経障害（D）と全身の露出と保温の重要性（E）を加えて，外傷初期診療における国際的に共通した概念としてABCDEアプローチが定式化されている（図3-2-2）．外傷患者を救命するためには，最初に生命維持の生理機能にもとづいたアプローチが重要であり，ABCDEの順で生理学的な徴候の異常を観察し，並行して蘇生を行うことになる．

4）第2ステップ；系統的な損傷検索

　primary surveyと蘇生により生命の安全を保証できれば，損傷を系統的に検索し，根本治療の必要性を決定する．これを外傷初期診療におけるsecondary surveyという（図3-2-3）．primary surveyが蘇生を必要とする病態を検索するために生理学的評価を用いるのに対し，secondary surveyは損傷を検索するために解剖学的評価に主眼が置かれる．具体的には，受傷機転などの情報の聴取と系統立った身体診察を中心に各種画像診断や諸検査が含まれる．

　全身の損傷を探し出すには，3つの情報が重要な鍵を握っている．まず第一は，生体に加わった外力の部位とエネルギーの大きさである．すなわち，受傷機転である．ハンドル外傷では心損傷や上腹部の臓器損傷の存在を強く疑う．この結果，同部位への注意深い観察が損傷をいち早く見つけることになる．第二の情報は症候や身体所見である．一般診察では主訴を手がかりに関連する部位の身体診察を行う．しかし，外傷患者の場合，意識障害があると主訴が不明確となり，また数部位の損傷があると主訴の原因となる損傷部位と危機的な損傷部位とが一致しないこともまれではない．したがって，不必要と思う先入観をもたずに全身くまなく系統的に身体の診察を行うことを習慣づける．すなわち，受傷機転を念頭に置きながら，系統立った身体診察を行うことを原則とする．その結果と画像診断や血液検査などの

2) JATEC™

```
┌─────────────────────┐
│ Primary survey      │
│ ●ABCDE アプローチ   │
└──────────┬──────────┘
           ↓
     ┌──────────┐
     │   蘇生    │
     └──────────┘

┌─────────────────────┐
│ Secondary survey    │
│ ●AMPLE の聴取       │
│ ●系統だった身体所見  │
└──────────┬──────────┘
           ↓
     ┌──────────┐
     │  根本治療 │
     └──────────┘
```

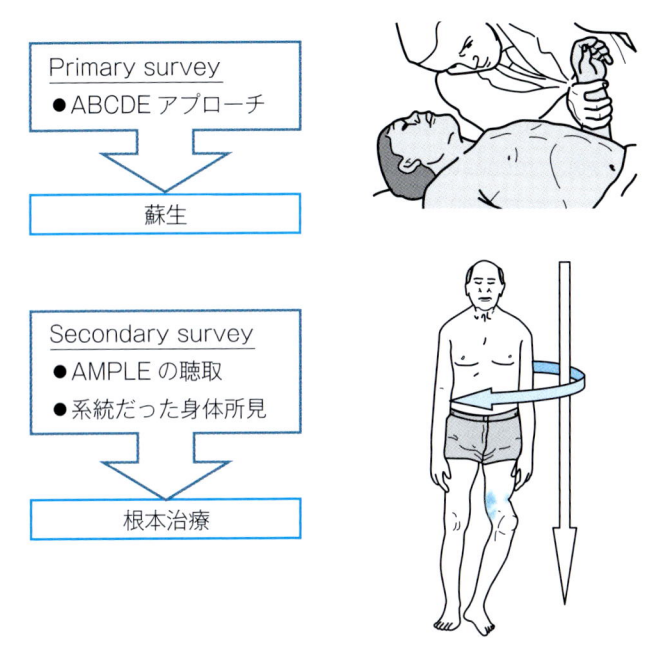

primary survey と蘇生により生命の危険を回避したのちに，secondary survey に入る。

図 3-2-3　診療手順の構成

補助診断検査を組み合わせて，臓器損傷の診断，治療方針を決定する。最後に，第三の情報として，既往歴，服用薬，アレルギー歴，年齢など診療上の危険因子を聴取することは，一般診療と同様である。

5) 専門医の要請や転院紹介

primary survey と蘇生および secondary survey の各 survey でもっとも重要なことは，みずからの診療技量や自施設の対応能力を超えるか否かを判断し，応援医師や転院の判断を早い時期に行うことである。必要とされる根本治療を受けられなければ初期診療は完結しない。ただし，病院間搬送をする場合，外傷の初期診療を担当する医師は少なくとも primary survey と蘇生を行わなければならない。自施設での対応が可能であれば，根本治療や経過観察を行う。

6) tertiary survey

根本治療や経過観察となった主たる損傷の治療が一段落した段階で，今一度，他部位損傷の有無を検索する。これを tertiary survey という。

3. 診療の実際と院外での工夫

JATEC™の理論に沿って外傷診療の実際を詳述していくが，本書標題『病院前救急医学』の性格上，primary survey に力点を置き，病院外診療でのポイントについては適宜注釈を加える。

1）診察の準備

救急隊もしくは救急指令室からの電話連絡には医師みずからが対応し，救急隊員によって緊急度が高いと評価される「load and go」の適応であれば簡潔な情報で収容を受諾する。簡潔な情報交換は，受傷機転（mechanism of injury），損傷部位（injury site），症候（signs），処置（treatment）であり，英語の頭文字をとって MIST に的を絞るのがよい。患者を受け入れる場合は，蘇生のできる処置室を確保し，気道確保に必要な器具，太い静脈留置針，加温してある乳酸もしくは酢酸リンゲル液，各種モニター類の準備をする。担当する医師，看護師および放射線技師を処置室に招集させ，ポータブル X 線撮影装置を準備し，超音波診断装置の電源を入れる。医師や看護師は標準感染予防策として，ガウン，使い捨ての手袋，マスク，眼球を保護するゴーグルなどを着用する。

救急車が到着すれば，担当スタッフは救急車まで出迎える。救急車から処置室までの搬送中に，救急隊員から簡単な情報と患者の第一印象をとる（MEMO）。

----〈病院前診療では……〉----
病院外で診療する場合，X 線撮影装置は使えない。これを除けばほぼ同様の医療資源が活用できるはずなので，傷病者と接触するまでに前述の準備を車中やドクターヘリ内で行う。ドッキングポイントで傷病者に接し次第，救急隊員から簡単な情報と患者の第一印象をとる。

2）primary survey と蘇生

a）気道評価・確保と頸椎保護（A：airway maintenance with cervical spine protection）

確実な気道確保（経口気管挿管など器具を使った気道確保）の必要性を判断することが目標である。

「息苦しくないですか？」「どこか痛いところがありますか？」などと話しかけ，明瞭に発語ができる場合は気道が開放されていると考えてよい。気道が開放していれば，100％酸素 10〜15L/分をリザーバー付マスクで投与開始もしくは続行する。

陥没呼吸，シーソー呼吸や気管牽引は上気道閉塞の所見である。このような所見がなくても顔面・口腔に創傷，腫脹，熱傷，異物または出血を認める場合，血液・吐物・分泌物など

> ◆ **MEMO** ◆
>
> 第一印象のとり方
>
> ストレッチャーで移動中に，「わかりますか？」「お名前は？」などと話しかけ，気道（A）の異常と意識障害（D）がないかを判断する。明確な応答があれば意識障害（D）はなく，気道（A）は開放している。呼びかけと同時に前頸部や胸部に目をやり，呼吸（B）を観察する。並行して手で末梢の皮膚や爪・脈を触れ，循環（C）と体温（E）を観察する。このようにして担当の医師は五感を働かせて A・B・C・D・E の異常を短時間で感じとり，周りの医療スタッフに伝える。

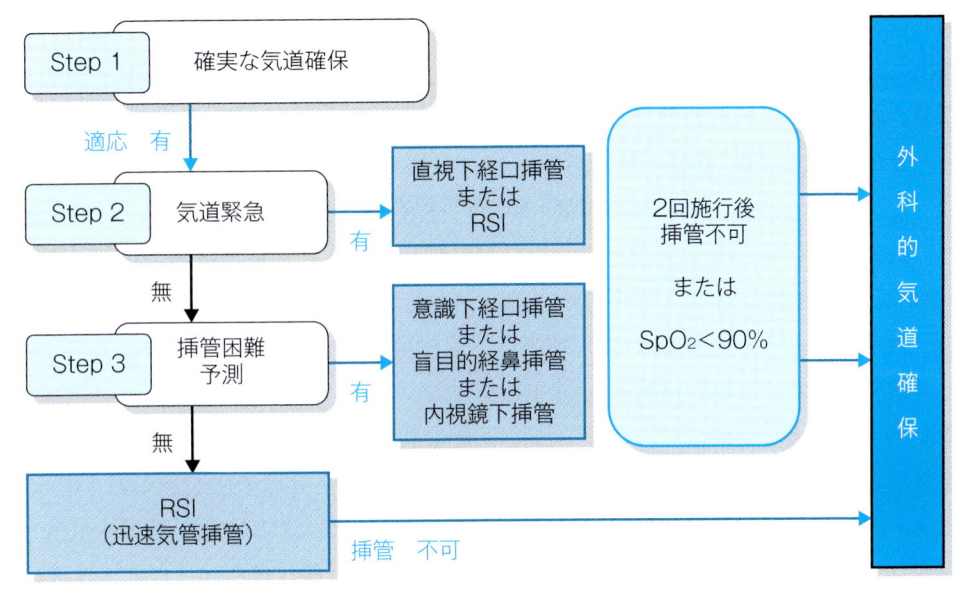

図 3-2-4 確実な気道確保のアルゴリズム
(文献1より引用)

による口腔内の異常音，喘鳴，嗄声を認める場合，空気の出入りを感じられない場合などでは，気道閉塞の可能性がある。口腔，鼻腔を吸引し，異物があれば除去し，頭部後屈を伴わない下顎挙上法で気道の開放を試みる。しかし，無呼吸，瀕死の呼吸状態，気道閉塞など気道緊急と判断する場合や気道の閉塞が予測される場合は，ただちに確実な気道確保を行う。なお，(A) の異常がなくても，(B) の観察で低酸素血症や高二酸化炭素血症を認める場合，(C) の評価で重篤なショック症状を呈する場合，下記 (D) で述する「切迫する D」に該当する場合も確実な気道確保を行う。

確実な気道確保法の第一選択は経口気管挿管である。不穏や開口困難なために挿管できない時は，薬剤を用いて迅速気管挿管（rapid sequence intubation）を施行する。気道緊急であり，かつ挿管が困難な場合は，外科的気道確保を採用する（図 3-2-4）。

外科的気道確保は，通常，輪状甲状靱帯切開でなされる。輪状甲状靱帯切開が間に合わない場合や 12 歳以下の小児の場合は，血管留置針（14G）による輪状甲状靱帯穿刺を行う。ただし，換気には特殊なキットを使用したジェット換気が必要である。

初診時には頸椎・頸髄損傷を否定できないため，頭部，頸椎は愛護的に扱い，診療中は頸椎カラーの装着を行う（あるいは，病院前救護からの装着を継続する）。頸椎の詳細な診察は secondary survey で行う。頸部の観察や気道確保を行う場合には，カラーの前面のみをはずし，用手的に正中中間位で頭部を保持する。頸椎の固定が気道確保の妨げにならないように注意する。

b）呼吸評価と致命的な胸部外傷の処置（B：breathing and ventilation）

　酸素化，補助換気の必要性を判断し，呼吸障害の原因となっている胸部外傷を認知することが目標である。そのための主たる観察は頸胸部の身体所見，呼吸数，SpO_2 である。

　呼吸の身体診察は視診，聴診，触診および打診が基本である。胸郭の異常な動き，打撲痕・開放創や皮下気腫の有無，呼吸音の異常，さらに打診上の異常をみる。頸部では呼吸補助筋の使用，胸郭の動きでは胸壁動揺，運動の左右差などに着目するが，視診のみでは不確かであり，胸壁に両手を当て感じとる。また穿通創がある場合は空気の吸い込み（sucking chest wound）がないかどうかを観察する。呼吸数，経皮的動脈血酸素飽和度（SpO_2）は必ず確認し，異常所見を認める場合は胸部 X 線を撮影する。

　換気が不十分な場合や酸素投与によっても低酸素状態が改善しない場合には，補助換気・陽圧換気が必要となる。ただし，陽圧換気による胸腔内圧の上昇は静脈還流の減少をきたし，循環血液量が減少している場合には心拍出量が低下するため，著しい血圧低下や気胸患者では閉塞性ショックに陥ることがある。また，気胸が緊張性気胸に移行することもある。したがって，人工呼吸を行う場合には，皮下気腫，頸静脈怒張，気管の偏位の有無など，閉塞性ショックの間接所見にも留意する。

　なお，外傷により ABC に異常をきたす致命的な病態または損傷には表 3-2-3 に示すようなものがあり，胸部外傷に起因するものが多い。primary survey は生理学的な徴候から蘇生の判断をすることを原則とするが，結果として解剖的な損傷形態が見つかることになる。

c）循環の評価および蘇生と止血（C：circulation with hemorrhage control）

　ショックの早期認知，ショックの鑑別と原因に応じた蘇生を行うことが目標である。

　ショックとは，急性の循環の変調に伴い末梢組織が必要とする血液供給ができず，組織の好気性代謝が障害されるため細胞機能が保てなくなる症候群である。外傷では，いかなる部位の損傷であっても血管の破綻が生じ，量の多寡を問わず血液を失う。大血管や実質臓器損傷は単独でも大量の失血をきたすが，一損傷が小量の出血でも多数重複すると出血性ショックとなる。外傷では出血性ショックが起こり得るショック全体の大部分を占め，治療面からみると重症度，緊急度とも高い。同時に，出血によらないショックの鑑別が重要であり，その代表例が心タンポナーデと緊張性気胸である。

　出血性ショックでは血圧低下も 1 つの指標であるが，皮膚所見，脈拍，capillary refill time および意識レベルなどで総合的に判断する。ショックを早期に認知する方法は以下の通りである。

皮膚所見：蒼白は低灌流による末梢血管の収縮を示唆する。皮膚の色調の濃い人種は粘膜や爪でみる。冷汗による皮膚湿潤はショックの所見である。

脈の観察：橈骨動脈などの末梢の脈が触れるかどうかが先決である。脈を触れなければ重症のショックである。脈が触れる場合，脈が強く，ゆっくりで整なら循環血液量は正常である。弱い速迫した脈は，通常低容量を示している。ただ脈拍数が正常であることが，必ずしも循環血液量が正常であることを意味しない。とくに，高齢者，スポーツ選手，妊婦，

2) JATEC™

表 3-2-3　primary survey で蘇生の対象となる病態，損傷

病態または損傷	P.S.での異常	所見の特徴 → 処置
気道出血	A, B	大量の血液が気道より吸引，呼吸音は患側で減弱，進行すると両側で減弱。 → 気管挿管，吸引する。
フレイルチェスト	B	吸気時の胸壁の陥没（奇異運動），血性気道分泌物，患側呼吸音の異常または減弱，肋骨骨折を疑わせる轢音。SpO_2 の低下。 → 気管挿管と 100%酸素投与での陽圧補助換気を行う。
開放性気胸	B, C	胸壁の穿通創，創からの空気の出入，患側で呼吸音が減弱。緊張性気胸を合併することがある。 → 胸腔ドレナージ挿入後，創を閉鎖。
緊張性気胸	B, C	ショック。頸静脈の怒張。患側胸郭の膨隆と呼吸運動の低下，患側呼吸音の減弱と鼓音，気道内圧の上昇，皮下気腫など。 → 胸腔穿刺後，胸腔ドレナージ，または胸腔ドレナージ。
心タンポナーデ	C	ショック。頸静脈の怒張。胸郭の身体所見が乏しい。FAST で心嚢液貯留。 → 心嚢穿刺，心膜開窓術。
大量血胸	B, C	ショック。患側呼吸音の減弱，患側打診で濁音，X 線で患側肺野全体の透過性の減弱。FAST で胸腔内液体貯留。 → 胸腔ドレナージ後，出血量から手術療法を判断する。
腹腔内出血	C	ショック。FAST で腹腔内液体貯留。 → 初期輸液療法で循環が安定しなければ開腹術を考慮。
骨盤骨折に伴う後腹膜出血	C	ショック。不安定型骨盤骨折を認める。 → 初期輸液療法で循環が安定しなければ，骨盤創外固定と経カテーテル塞栓術を行う。
「切迫するD」*	D	GCS 合計点が 8 点以下，レベルが急速に悪化（GCS スコア 2 点以上）または脳ヘルニア徴候。 → ABC の安定。
低体温	E	体温＜35℃。 → 体表被覆と積極的な加温。

*「切迫する D」とは，『外傷初期診療ガイドライン JATEC™』において定義されている用語であり，その意味は本文を参照のこと

　β遮断薬服用患者，低体温患者やペースメーカー装着患者などは，低容量でも頻脈を呈し難い。

CRT（capillary refill time）：爪床または小指球を圧迫し，再充満までの時間が 2 秒以上であればショックである。四肢の血行障害があっても同様の所見となるので，複数の四肢で評価する。さらに，年齢，外気温，血管作動薬，脊椎損傷の合併などで修飾を受けるので注意する。

意識レベル：出血に対して脳血流は比較的維持されるため，相当量の出血までは意識消失を認めない。しかし，無反応や昏睡は脳血流の自己調節機構の破綻を意味し，心停止寸前の危険な状態である。

　ショックを認知した場合，以下のことを迅速に行う。なお，ショックを認めなくても，A，B や D など他の生理学的徴候に異常を認める場合は，静脈路の確保とショックの鑑別となる FAST（後述），胸部・骨盤単純 X 線の撮影を行っておくのが望ましい。

①外出血の止血

　外出血はただちに滅菌ガーゼ，手指で直接圧迫し止血する。圧迫で出血を制御できない場合を除いては止血帯を使用すべきでない。鉗子による盲目的な止血も避ける。

②静脈路の確保と初期輸液療法

　静脈路は，成人の場合，18G以上（入手可能なら14，16Gがよい）の留置針を用いて，2ルート以上を確保する。静脈路の第一選択は上肢の肘静脈であり，技術的に困難であれば，下肢の末梢，大腿静脈，中心静脈の順に試みる。末梢静脈の確保が困難であれば骨髄内輸液路で静脈路を確保する。

　静脈路を確保する際に採血し，乳酸または酢酸リンゲル液の急速投与を開始する。輸液バッグは39℃に加温しておく。

　一定の輸液量を目安（成人では1～2L，小児では20ml/kg×3回まで）に急速輸液を行い，循環の反応を観察して治療方針を決定する。外傷患者に対して行う最初の輸液は，低容量に対する治療であると同時に，治療指針を決定する羅針盤の役割をもっている。したがって，JATEC™ではこれを「初期輸液療法」と呼称している。循環の安定化の指標は，血圧，脈拍数に加え，皮膚色調，CRT，意識レベル，酸塩基平衡，尿量などで総合的に判断する。

　輸液療法においても循環動態が不安定なら輸血療法を開始する。輸血は総輸液量が3Lを超えるまでに開始できるよう努力する。

③出血源の検索と止血

　出血源として外出血や長管骨骨折に伴う出血の予測は直視的に可能である。しかし，胸腹部での体内出血を把握することは容易ではない。このため胸腔，腹腔および（骨盤骨折に伴う）後腹膜腔など，大量に血液を貯留しやすい部位の検索に精力を注ぐ。その補助診断として単純X線（胸部，骨盤）と超音診断装置を用いる（図3-2-5）。超音診断装置では腹腔，胸腔および心嚢に貯留する血液の有無を繰り返し観察する。このようにショックの鑑別で使用する超音診断装置の使い方をFAST（focused assessment with sonography for trauma）と呼ぶ。

　バイタルサインが不安定で生命を脅かす出血源を同定した場合には，ただちに止血を優先する。通常，腹腔内出血に対しては緊急開腹止血術を，骨盤骨折に伴う後腹膜出血に対しては創外固定と緊急経カテーテル的塞栓術（transcatheter arterial embolization；TAE）を行う。

④非出血性ショックの検索と蘇生

　出血で説明のつかないショックでは，心タンポナーデと緊張性気胸を疑う。いずれも外傷で生じる閉塞性ショックの代表である。心タンポナーデはFASTで診断し，心嚢穿刺または心嚢開窓術にて解除する。緊張性気胸は身体所見で疑い，胸腔穿刺，ドレナージで治療する。

　初期輸液療法に反応しない場合は，secondary surveyに進まずに，primary surveyと蘇生を最優先し，止血術および閉塞性ショックの解除に努める。初期輸液療法で安定し，

2）JATEC™

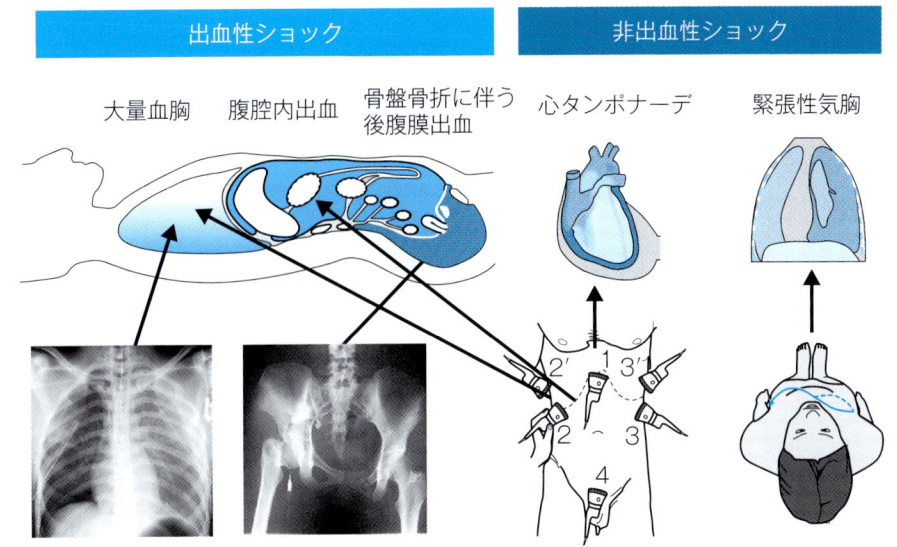

図3-2-5　primary surveyにおけるショックの鑑別

出血性ショック：大量血胸、腹腔内出血、骨盤骨折に伴う後腹膜出血
非出血性ショック：心タンポナーデ、緊張性気胸

ショックに至る出血源は，外出血を除けば，主として胸腔，腹腔，後腹膜腔の3部位に多いため，胸部X線，骨盤X線および超音波検査（US）を駆使して検索と処置に精力を注ぐ。USは，腹腔内出血のみならず心タンポナーデ，血胸まで診断できる優れた検査であり，FASTとして初期診療での必須の手技である
なお，院外での活動ではX線情報に代え，胸部および骨盤部の身体診察を重視する（本文注釈参照）

secondary surveyに進んだ場合でも循環が再び不安定になれば，ショックの鑑別と同時に止血を最優先する（図3-2-6）。

----〈病院前診療では……〉----

院外ではX線装置が使えないため，ショックの原因検索として胸部X線，骨盤X線の情報を欠く。したがって，大量血胸の存在診断は，胸部の身体診察に加えFASTを活用する。また。骨盤骨折の有無は身体診察に頼らざるを得ない。問診による自発痛や視診による肢位異常，打撲痕や皮下血腫，下肢長差，解放創の有無，触診による圧痛や叩打痛の有無，そして他動的に股関節を外内旋させての股関節部-恥骨・坐骨脱にかけての疼痛の有無を診察する。これらを愛護的に行う。覚醒した意識レベル（GCS；14～15）で骨盤部の疼痛や圧痛を訴えなければ，骨盤骨折を否定できる確率が高いという[4]。しかし，用手的骨盤不安定評価法（両側の腸骨稜に両手をかけ，回旋，前後，上下へストレスをかけて骨盤輪の不安定性を積極的に調べる身体診察）については危険であるばかりか，感度が低く，このため推奨されない[4]。

なお，骨盤骨折によるショックと推定される場合は早期にシーツラッピングまたはSAM Sling®などの簡易固定を行う。輸液に反応しないショックであれば，搬送先には必要とされる手術の準備，輸血（O型）用意を先に伝える。

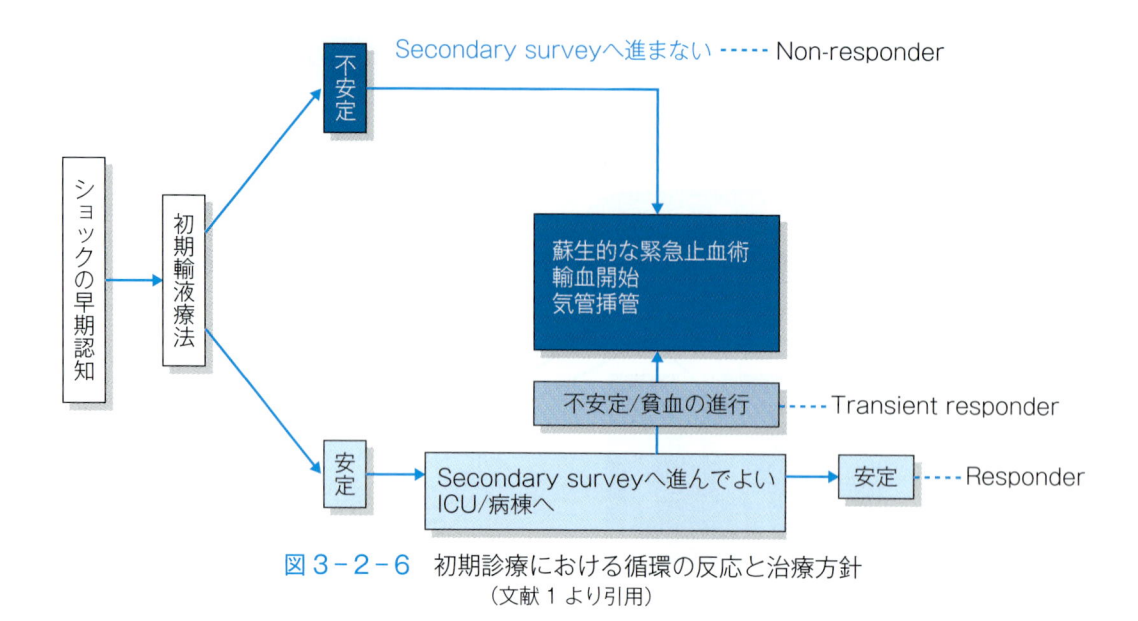

図3-2-6 初期診療における循環の反応と治療方針
（文献1より引用）

d) 生命を脅かす中枢神経障害の評価（D：dysfunction of CNS, neurologic status）

緊急手術が必要となる頭蓋内損傷の有無を推測し，頭蓋外因子の安定化に努めることを目標とする。

低酸素血症や循環不全による酸素供給の減少で二次性脳損傷が生じると，頭部外傷の予後はいっそう悪くなる。このため頭部外傷の評価は，呼吸機能や循環動態の安定化を図りながら行う。

primary surveyで観察すべき神経学的所見は，意識レベル，瞳孔所見（瞳孔不同と対光反射の有無），片麻痺である。意識レベルはGCS（Glasgow Coma Scale）で評価することが原則である。GCS合計点が8点以下〔JCS（Japan Coma Scale）が30以上〕の場合，レベルが急速に悪化（GCSスコア2点以上）した場合，瞳孔不同やCushing現象から脳ヘルニアを疑う場合は重症頭部外傷と位置づけ，JATEC™では「切迫するD」と表現する。この場合，A・B・C（酸素化，換気および循環）の安定を再確認し，脳外科医の診療応援とCT検査の準備を行う。実際に頭部CTを撮るのはsecondary surveyに入ってからである。

> 〈病院前診療では……〉
> 院外活動中で「切迫するD」の場合は，ABCの安定を図り，搬送先の医療機関に脳外科的対応の準備（CT検査と緊急手術）を要請する。頭蓋内圧亢進時には気管挿管後，酸素化とともに軽度の過換気を維持する。

e) 脱衣と体温管理（E：exposure/environmental control）

低体温の予防を意識した患者管理を促すことを目標とする。

A・B・C・Dとほぼ並行して，全身の衣服を取り活動性出血や開放創の有無をみる。血液がしたたる鈍的外傷や穿通性外傷では背面の観察を怠らない。

患者の体温は環境温，輸液の影響や脱衣で急激に体温が下がる。着衣が水や血液で濡れていると体温が下がりやすいため，脱衣させ乾いた布で覆う。低体温は出血傾向を助長し，代謝性アシドーシス，凝固異常とともに生命を脅かす危険な因子となる。したがって体温の測定は必須事項であり，同時に保温に努める。体温測定には鼓膜温のほうが腋窩温より信頼性が高いが，直腸温や膀胱温でモニターしてよい。

f）primary survey でのオプション

各種モニター：心電図，パルスオキシメータ，自動的非観血的血圧測定を装着し，直腸温もしくは温度センサー付尿道カテーテルによる膀胱温で体温をモニターする。循環動態が不安定もしくは頻回に動脈血ガス分析が必要な患者では，動脈ラインを確保して観血的に動脈圧を連続モニターする。

採　血：静脈路の確保と同時に採血を行い，血算，電解質・肝・膵・筋細胞からの逸脱酵素などを含む生化学検査，血液型，輸血のためのクロスマッチなどの検査を緊急でオーダーする。

尿道留置カテーテル：primary surveyと蘇生の段階で尿道バルーンカテーテルの挿入を必要とする状況は，循環（C）異常の指標として尿量をモニターする場合と，血尿の存在から出血源検索の糸口をつかむ場合である。尿量のモニターは全身の臓器灌流の指標として重要であるため，15〜30分ごとに尿量を測定する。血尿の存在は腎を中心とした泌尿器系の損傷による後腹膜出血の可能性を示唆し，出血源の検索の一助となる。挿入する前には，外尿道口の血液・陰嚢血腫・会陰部皮下血腫などの有無を視診で確認するとともに直腸診にて高位前立腺の有無も確認する。なお，循環に対する蘇生を必要としない場合は，secondary survey で挿入の要否を判断する。

胃　管：primary surveyと蘇生の段階で胃管を挿入する目的は，急性胃拡張を解除するためである。とくに，バッグバルブマスクによる陽圧換気や気管挿管を行ったあとには胃管を挿入することを推奨する。急性胃拡張がBやCの異常に関与する可能性がある場合に適応があり，その他の場合は原則的にsecondary surveyにて挿入の要否を判断する。顔面骨骨折や頭蓋底骨折では鼻からの挿入は避ける。

g）応援医師の要請と病院間搬送

蘇生を完結できそうになければ，応援医師の要請，病院間搬送を決断する。

> 〈病院前診療では……〉
> 院外活動中であれば，蘇生に必要な処置・手術を準備させ，迅速に対応医療機関に運ぶ。

3）secondary survey

primary surveyと蘇生が完了し，患者のバイタルサインが安定してから開始する。secondary surveyは受傷機転や既往歴などの問診，"頭の天辺から足のつま先"までの身体所見，ABCDEの再評価からなる。

表 3-2-4　secondary survey における全身損傷検索

	身体所見	検索すべき損傷	画像診断
頭顔	創傷，racoon eye，Battle's sign，頭部・顔面骨の変形，眼・口鼻腔・外耳道の出血や髄液瘻など。関連症候；意識レベル，麻痺。	陥没骨折，頭蓋底骨折，顔面骨骨折，眼外傷，口・咽頭外傷，鼓膜損傷など。	X線，CT
頸部	創傷，穿通創，増大する血腫，拍動する腫瘤，ベルト痕，圧痛，血痰，嗄声，頸動脈雑音，皮下気腫など。関連症候；上肢の麻痺。	喉頭・気管損傷，頸動脈損傷，腕神経損傷など。	X線，CT
頸椎	疼痛，運動痛，運動制限，棘突起圧痛。関連症候；四肢のしびれ・麻痺，呼吸困難，腹式呼吸，持続勃起，神経原性ショックの所見（低血圧，徐脈）など。	頸椎捻挫，頸椎脱臼骨折，頸髄損傷。〈頸椎カラーはクリアランスできるまで継続〉。	頸椎X線3方向，CT，MRI
胸部	穿通創，呼吸困難，胸背部痛，打撲やベルト痕，呼吸様式，胸郭変形，胸郭動揺，皮下気腫，圧迫時の異常音，血痰。呼吸音，鼓音，濁音およびこれらの左右差など。	肺，大動脈，気管気管支，心筋，食道，横隔膜の損傷と血気胸など。	X線，CT，気管支鏡など
腹部	穿通創，打撲やベルト痕，膨隆，呼吸様式など。腹痛，圧痛，反跳痛，筋性防御の有無。関連症候；血尿。	腹腔内出血と管腔臓器損傷。とくに，消化管（後腹膜穿破），膵損傷，尿路損傷（溢尿）に注意。	X線，CT，FAST（US）
骨盤会陰	腰臀部痛，股関節・大腿痛，股関節運動制限，下肢長差，下肢の異常肢位，会陰の皮下血腫，外尿道出血，腫脹，仙腸関節部や恥骨上圧痛など。	運動器としての骨盤骨折（寛骨臼骨折など）と骨折に伴う合併損傷（後腹膜出血，尿路，直腸損傷）。	X線，CT，血管造影，尿路造影
四肢	疼痛，運動制限，しびれ，創傷，皮膚欠損，変形，腫脹，蒼白，圧痛，運動域，末梢脈拍，冷感など。	開放性骨折，脱臼，虚血障害，筋区画症候群，広範囲皮膚欠損。	X線，CT，血管造影
神経	GCS，瞳孔所見，筋力評価，知覚検査，深部反射。	頭蓋内損傷，頸髄損傷，末梢神経損傷，筋区画症候群など。	CT，MRI

病院外の診療ではX線，CTなど画像診断が使えない。したがって，系統的な身体診察がより重要となる

a) 受傷機転や既往歴の聴取

病歴聴取からアレルギー，常用薬，既往歴，妊娠，最終食事時間，受傷機転などを聞き出し，診察上の危険因子をチェックする。とくに受傷機転は損傷部位を推定するのに役立つ。

b) 系統的に診る身体所見

頭，上顎顔面，頸部，胸部，腹部，会陰・直腸・腟，四肢および神経系など詳細に診察する。背面など体位で隠れた部位にも目を通す。また口腔，鼻腔，外耳道を始め，肛門，尿道や腟などの"孔"は内在する損傷を示唆する情報を与える。したがって，指診し，挿入したチューブ内の性状を観察する。画像診断など必要とされる諸検査を行うが，突発的な急変に対応できる設備や熟練した医療従事者の下で行う。各部位で探すべき損傷と身体所見の特徴を表3-2-4に要約する。

---〈病院前診療では……〉---
病院前診療では画像診断が行えないので，系統的な身体診察が重要となる。
----

c）「切迫するD」を優先

primary surveyで前述した「切迫するD」を観察した場合，secondary surveyを行う際には最優先して頭部外傷の精査を行う。頭部以外の系統的身体所見はCT検査後に行ってよい。

d）根本治療，またはそのための転科，転院

損傷の部位や程度，集中治療の要否，手術適応などで専門診療科への転床や別の医療機関への転送が必要かどうかを判断する。

---〈病院前診療では……〉---
病院前診療ではみつけた損傷に対する対応が可能な医療機関を選定する。

4．外傷医学教育として

1）研修コース併用の意義

標準化された『外傷初期診療ガイドライン JATEC™』を広く普及させるには，啓発活動が必要である。外傷診療には，外科学，脳神経外科学，整形外科学，麻酔科学や集中治療学などさまざまな分野を包括した知識と技能が要求される。それぞれの専門分野との連携も重要であり，いずれの領域の医師も関与しなければならない。しかし，救急医療の現場では教育より診療を優先しなければならないこと，技術力を必要とする処置が多いことなどから，実地修練には限界がある。このため，単なるセミナーや座学のみでは効果を期待できない。これを補完する意味でoff‐the‐job trainingが必須となる。もちろん出版物としての『外傷初期診療ガイドライン JATEC™』は最低限必要な知識であるが，身につけるためには体を使い，手足を動かした体験学習がよい。いわゆる模擬診療やシミュレーターによる修練である。off‐the‐job trainingであるJATEC™コースと一体化して展開していることが本ガイドラインの最大の特徴である。

2）JATEC™コース

JATEC™コースは外傷患者を診察する機会のある医師を対象とする研修コースである。JATEC™コースは，従来の講演やセミナーとは異なり，ケースシナリオや実技指導を中心とし，少人数を対象に行う体験学習である。JATEC™コースでは日常診療で遭遇するさまざまなケースシナリオが用意され，臨床現場を想定して外傷患者の診察と処置を1人ひとりが実践できる。成書のみでは得難い，迅速な判断能力と実践的な技術習得が可能である。現在，JATEC™コースは2日間で，座学，技術・技能習得，ケースシナリオなどをこなし，最後に学習効果を判定するためにOSCE（客観的臨床能力評価試験）が行われる。なお，本コースは32名の受講（医師）に対し，一度に約40名の講師が投入されている。講師は臨床の現場で外傷診療や救急医療に携わっている医師である。平成14（2002）年4月にコースが誕生し，

現在，毎月2〜3回のペースで開催されている．

　コースの受講には，前述の『外傷初期診療ガイドライン JATEC™』の熟読とウェブ上での事前学習およびプレテスト提出が前提となっている．コースの受講やインストラクター資格取得に関連した情報は JATEC™ のホームページ（http://www.jtcr-jatec.org/）から入手していただきたい．

【参考文献】

1) 日本外傷学会，日本救急医学会監，日本外傷学会外傷初期診療ガイドライン改訂第4版編集委員会編：改訂第4版外傷初期診療ガイドライン JATEC™，へるす出版，東京，2012．
2) 横田順一朗：JATEC（Japan Advanced Trauma Evaluation and Care）が教える外傷初期診療理論．日外傷会誌 2003；17：88-92．
3) American College of Surgeons Committee on Trauma：ATLS® for Doctors Student Manual, 9th ed. American College of Surgeons, Chicago, 2012.
4) Shlamovitz GZ, Mower WR, Bergman J, et al：How (Un) useful is the pelvic ring stability examination in diagnosing mechanically unstable pelvic fractures in blunt trauma patients? J Trauma 2009；66：815-820.

3) JPTEC™

1. はじめに

　外傷の傷病者に対して適切な対応がなされなかった場合に,「防ぎ得た外傷死（preventable trauma death；PTD）」が起こり得る。PTDを防ぐために,病院前から病院内まで救急隊員や医療者が適切な対応を行う必要がある。病院前での救急隊員が行う標準的な救護活動を教育するために,JPTEC™が生まれることになった。つまり,JPTEC™は,病院前救護に携わる可能性のある人が習得すべき知識や技術を含んだ活動指針である。

2. 外傷病院前救護の標準化

　外傷は,予期しない時,予期しない場所で起こるため,傷病者が医療機関を選ぶことができない。PTDを減らすためには,全国のどこでも標準的な対応や治療を受けることができるような体制整備が必要である。そのなかで,受傷早期の時間に対応する病院前救護は非常に重要な位置にある。病院前救護の質の向上のために,JPTEC™協議会[1]が平成15（2003）年6月に発足して標準コースが全国で開催されている。一方,病院内の初期診療の向上のために,医師向けのJATEC™と看護師向けのJNTEC™とも両輪として普及が進んでいる。

　JPTEC™プロバイダーコースを毎年9,000人前後の救急隊員や医師・看護師が受講して,病院前救護の質の向上に寄与している。コース受講の募集は,JPTEC™協議会の指定地域組織のウェブページで,各県や地域ごとの募集を行っている。テキストは,『JPTEC™ガイドブック』[2]として販売されている。

3. 重要なキーワード

1）ゴールデンアワー（golden hour）

　外傷の疫学研究から,外傷死の原因として3つのピークが知られている。第1のピークとして,現場での脳損傷や大量出血などの即死である。第2のピークとして,受傷後数時間以内に大量出血や胸部外傷,頭部外傷などによる早期死亡である。第3のピークとして,数週間後に敗血症や多臓器不全などによる晩期死亡である（図3-3-1）[2]。また,米国のCowley教授が,受傷後1時間以内に手術が行われていたかによって,第2のピークにある傷病者の生命予後に違いがあることを発表して,受傷後の1時間を「ゴールデンアワー（golden hour）」と命名した。つまり,病院前を担う消防機関と病院内を担う医療機関の連携にてPTDを減らしていく必要がある。さらにそのなかで,受傷から最初の10分間を「プラチナタイム」と呼び,重要な時間と位置づけている（図3-3-2）[2]。

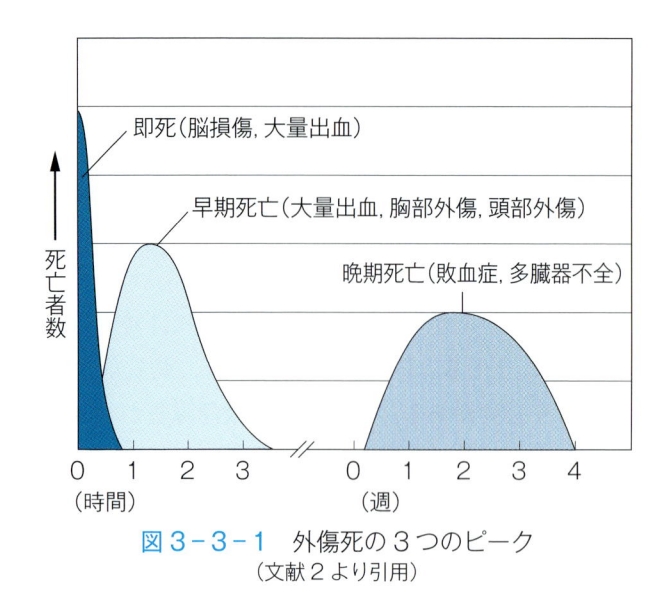

図3-3-1 外傷死の3つのピーク
(文献2より引用)

2) ロード&ゴー (load and go)

ロード&ゴーは，PTDを減らすために，生命維持に影響のない部位の観察・処置を省き，生命維持に必要な処置のみを行い，根本治療が必要な医療機関に搬送するための判断と活動を示す概念である。

搬送中に生命を脅かす病態に関して安定化させる処置を行いながら早期に搬送することが重要である。たとえ医師や看護師が，現場にて初期治療を行っても，根本治療は医療機関でしか行うことができないので，速やかに適切治療ができる医療機関に搬送する必要がある。ロード&ゴーの概念は，JPTEC™の根幹を成している。

3) TAFな開緊，血をみるぞ

救急現場で見落とすPTDの原因として，「TAFな開緊，血をみるぞ」がある。これは，死亡原因の第2のピークとして起こる原因である。救急現場に携わる医療者として，見落とさないように知識・技術を向上させる必要がある。

「TAFな開緊，血をみるぞ」は，以下を指している。

①T (tamponade)：心タンポナーデ
②A (airway obstruction)：気道閉塞
③F (flail chest)：フレイルチェスト
④開 (open pneumothorax)：開放性気胸
⑤緊 (tension pneumothorax)：緊張性気胸
⑥血：大量出血，胸腔内出血，腹腔内出血，骨盤骨折，両側大腿骨骨折

4. JPTEC™の活動手順

JPTEC™は，救急現場にて適切かつ迅速な活動ができるようになることを目標とした活動

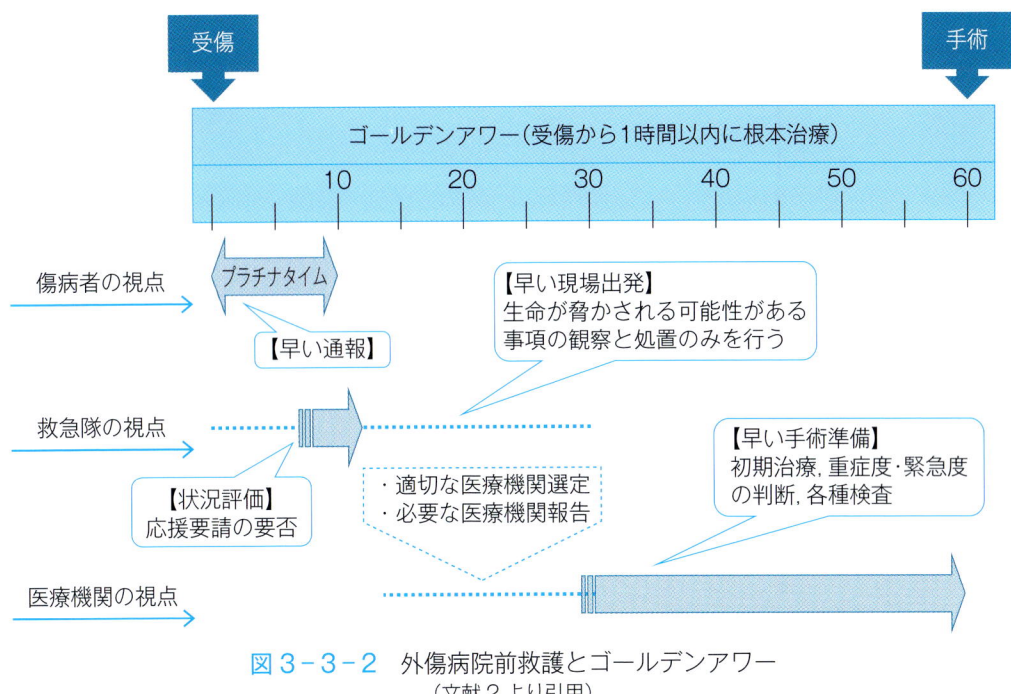

3）JPTEC™

図3-3-2 外傷病院前救護とゴールデンアワー
(文献2より引用)

指針である（図3-3-3）[2]。

1）状況評価
状況評価は，出動指令を受けて出動し傷病者に取り付くまでの間の活動をいう。情報収集，感染防御と安全対策，応援要請の有無，受傷機転の把握，携行資機材の準備などを行ってから傷病者に取り付くことが必要である。

2）初期評価
初期評価は，生命の危機にあるかどうかを「生理学的」に評価・処置をすることをいう。気道，呼吸，循環，意識の項目に関して15秒程度で迅速に評価し，同時に，頸椎保護や気道確保，酸素投与，止血などの必要な処置を行う。

3）全身観察
全身観察は，生命にかかわる損傷（とくに「TAFな開緊，血をみるぞ」）がどの場所にどの程度の損傷があるかを「解剖学的」に観察することをいう。「初期評価」「全身観察」は合わせて2分間で終了することを目標としている。

4）重点観察
重点観察は，状況評価と初期評価から全身観察を省略できる状態の時に，受傷した局所のみの観察とその場所の処置を行うことをいう。

5）詳細観察
詳細観察は，医療機関に引き継ぐまでに損傷部位の見逃しがないように，また，損傷部位を詳細に観察するために，頭からつま先まで観察することをいう。

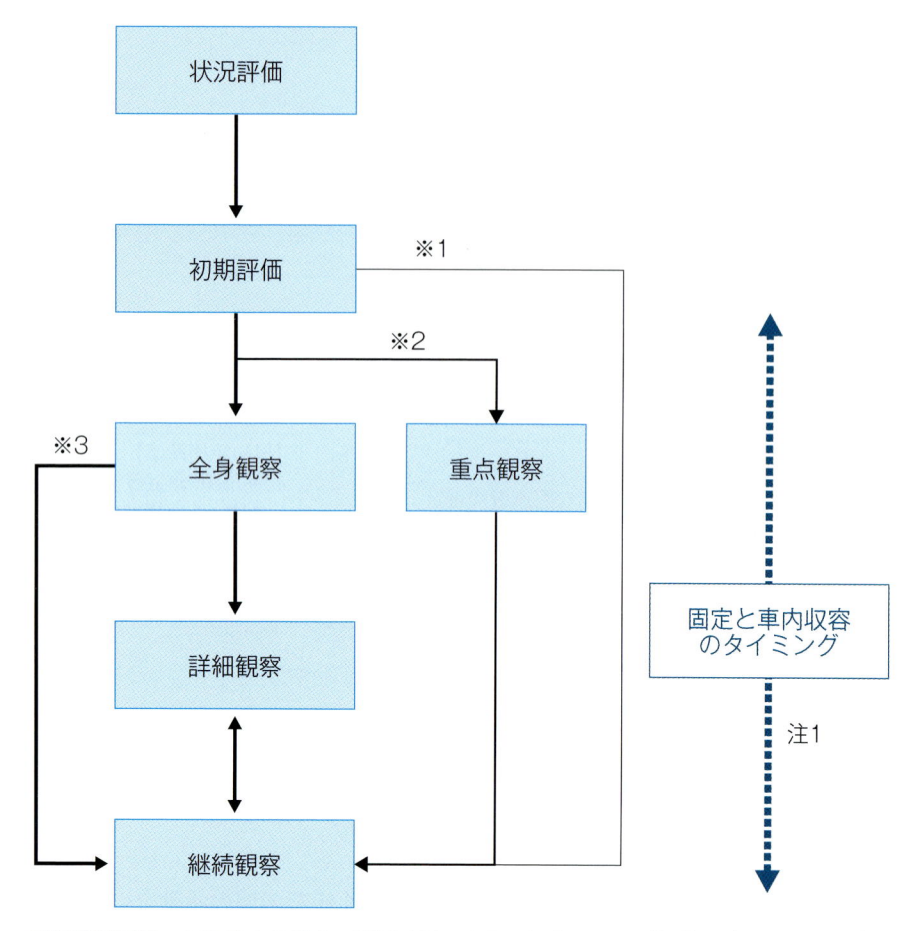

```
        ┌──────────┐
        │ 状況評価 │
        └────┬─────┘
             ↓
        ┌──────────┐       ※1
        │ 初期評価 ├──────────────────┐
        └────┬─────┘   ※2             │
             ├──────────┐              │
    ※3       ↓          ↓              │
    ┌──→┌──────────┐ ┌──────────┐      │
    │   │ 全身観察 │ │ 重点観察 │      │
    │   └────┬─────┘ └────┬─────┘      │
    │        ↓             │      ┌──────────┐
    │   ┌──────────┐       │      │固定と車内収容│
    │   │ 詳細観察 │       │      │ のタイミング │
    │   └────┬─────┘       │      └──────────┘
    │        ↕             │           ↕ 注1
    │   ┌──────────┐       │
    └───┤ 継続観察 │←──────┘
        └──────────┘
```

※1：気道確保困難，心肺停止の場合，地域メディカルコントロール（MC）プロトコルに従う
※2：初期評価で異常なし，and 受傷機転・訴えから局所に限局，and 全身観察なしでも不安がない
※3：ロード＆ゴーで，生理学的に不安定，or 搬送が短時間
注1：ロード＆ゴーでは，全身観察終了後，ただちに傷病者固定と収容を開始する

図3-3-3　活動の手順
（文献2より引用）

6）継続観察

継続観察は，全身観察終了後，医療機関に引き継ぐまで繰り返し行う観察をいう。自覚症状の変化や生理学的変化，損傷部位の変化に注意して，繰り返し実施する。最低でも5分ごとに行う。

7）傷病者の固定と収容

ロード＆ゴーの傷病者の場合は，全身観察終了後ただちに全脊柱固定をして収容を行う。心肺停止または気道確保困難な場合は，心肺蘇生などの処置を行いながら固定・収容を行う。

5. 状況評価

安全，確実，迅速な現場活動は，状況評価によって可能となるので，疎かにすべきではな

い。

　救急隊が現場活動に必要な情報を得るために，通信指令員は通報者より必要な情報を簡潔に把握して，救急隊に伝える必要がある。出動救急隊は，みずからを感染から守るために標準予防策を実施する。現場と救急車間との往復を避けるために，重症傷病者を想定して携行資機材を準備しておく。自身の安全を確保するために，危険物の排除を行って二次災害を防止する。傷病者の状態や人数によって,応援要請を行うことが重要である。受傷機転から「高エネルギー事故」であるかどうかを評価して，初期評価や全身観察で異常を認めない時でも，ロード＆ゴーを考慮することもあるので，有益である。

6．初期評価

　生理学的に異常所見の有無を観察して，蘇生処置の必要性とロード＆ゴーの適応を判断する。迅速に15秒程度で行い，原則中断しない。内容としては次の5項目の行動と評価である。

1）頸椎保護

　傷病者を振り向かせないように，接触と同時に頭部を保持する。ニュートラル位に保持をする。

2）反応を確認して気道開放の有無を評価

　呼びかけに反応できれば気道は開放できており呼吸の評価に移るが，反応がない場合は気道確保後に，呼吸・循環の評価を行う。

3）呼吸の評価

　呼吸の状態を，「見て」「聞いて」「感じて」迅速に把握する。呼吸が異常に浅いか，速いか遅いかの場合は補助換気を行う。異常がなくても，高濃度酸素投与（10L/分以上，リザーバー付きフェイスマスク）を指示する。

4）循環の評価

　脈拍の大まかな把握と皮膚所見よりショックの有無を迅速に把握する。活動性外出血があればただちに圧迫止血を行う。

5）意識レベルの評価

　迅速に行うために，意識レベルの確認はJCSの桁数の把握を行う。

　観察と同時に，心肺停止状態の時には心肺蘇生を行うなど，生理学的異常に合わせた処置を隊活動として行うことが重要である。

7．全身観察

　解剖学的な観点から傷病者を観察して，生命の危機を判断する。生命を脅かす，あるいは今後脅かす可能性のある損傷や病態がないかをすばやく観察する。観察部位は，頭部，顔面，頸部，胸部，腹部，骨盤，四肢，背面であるが，生命を脅かす病態である「TAFな開緊，血をみるぞ」を念頭に置きつつ観察する（表3-3-1）。

表3-3-1 急速に生命を脅かす病態と特徴的な所見・症状

急速に生命を脅かす病態	特徴的な所見・症状
心タンポナーデ	頸静脈の怒張
気道閉塞	顔面の高度な損傷，気道熱傷
フレイルチェスト	胸壁の動揺，奇異運動
開放性気胸	胸部の開放創，空気の出入り
緊張性気胸	呼吸音の左右差，気管の偏位，頸部・胸部の皮下気腫，頸静脈の怒張
腹腔内出血	腹部膨隆，圧痛，腹壁の緊張
骨盤骨折	骨盤動揺，圧痛，下肢長差
両側大腿骨骨折	両側の大腿の変形，腫脹，動揺，圧痛，下肢長差
脊髄損傷	四肢の麻痺
その他の致死的損傷	頭頸部，胸腹部，背面，鼠径部の穿通創，上肢，下肢の轢断

（文献2より引用）

前述の病態を判断できたり，疑ったりした場合は，ロード＆ゴーとして，必要な処置を行ったうえで全脊柱固定を行って，車内に収容する。

現場で実施する処置は，開放性気胸に対する3辺テーピング固定やフレイルチェストの固定，穿通異物の固定など，生命維持にかかわる処置に限定して実施する。

8. 重点観察

状況評価による受傷機転から鈍的エネルギーが傷病者に及んでいた可能性がなく，初期評価を行った結果で，気道，呼吸，循環，意識のいずれにも異常がない時には全身観察の代わりに，受傷した局所の観察を行うことができる。受傷部位に限定した観察と処置を実施する。

9. 詳細観察

初期評価から全身観察を2分以内に迅速に実施したあと，医療機関に引き継ぐまでの間に，傷病者の状態を細かく把握するための観察をいう。

ロード＆ゴーの傷病者の場合は，収容・搬送を優先するので搬送中に行う。非ロード＆ゴーの傷病者の場合は，現場で詳細に観察することも可能である。

観察項目としては，バイタルサイン，心電図モニター，神経学的観察，頭の先からつま先までの詳細な観察，さらには，傷病者からの情報の聴取などを行う。全身観察で生命にかかわる損傷が判明した部位はより詳細な観察を行う。観察方法としては，「視診」「聴診」「触診」「打診」などがあり，侵襲の少ない観察法から実施するほうがよい。

傷病者の病態が不安定な場合や搬送時間が短く継続観察を行いながら搬送したほうが適切な場合には，生命にかかわる損傷の部位だけでも詳細に観察するなどの努力が大切である。

10. 継続観察

全身観察から医療機関に引き継ぐまで，傷病者の病態は変化する可能性があるため，継続

的に観察することが必要である。

　車内収容まで移動は病態の変化をとらえにくい場面であるので，常に生理学的な変化に注意する必要がある。また，救急車にて搬送中も病態が変化する可能性を意識して最低5分に1回は継続観察を行って，傷病者の病態を確認することが大切である。

　継続観察は，気道・呼吸・循環・意識の変化，頸部・胸部・腹部の変化の有無，処置の確認を行って，「TAFな開緊，血をみるぞ」の病態が現れていないか，変化していないかを確認することである。変化が現れた場合は，対応できる処置を行い，受け入れ医療機関に情報を伝える。情報を伝えることにより，受け入れ医療機関が初期治療を行う準備を整えることができる。

11．車内収容直後の活動

　車内に収容直後は，短時間で医療機関へ向け出発できるように，医療機関へのファーストコールと車内準備を行う必要がある。

　車内の準備としては，隊長は隊員に対して，酸素切り替え，モニター装着，バイタル測定，保温を指示する。次に，隊長は収容までの観察の結果と状況を医療機関にファーストコールを行い，受け入れの了解を得る。これにより，隊長は医療機関に向け現場出発を指示できる。

1）ファーストコールの内容

　以下を短時間で伝える。

　M：受傷機転

　I：受傷の程度

　S：ショックの有無，ロード＆ゴーの理由

　T：応急処置や到着時間

2）追加情報連絡（セカンドコール）

　情報聴取内容やバイタルサインの確認，継続観察や詳細観察の結果を追加情報として，セカンドコールをかけて医療機関に情報を伝える。

12．おわりに

　病院前にて外傷傷病者に対応する主体は，救急救命士を中心とした救急隊員である。しかし，救急隊員が行うことができる応急処置は限られており，酸素投与と止血などである。このため，JPTEC™では救急隊員が実施可能な範囲での処置と観察を標準化することにより，3つのR "The right patient in the right time to the right place" を実践できるように標準コースを展開している。さらに，医師・看護師が現場に出向くようになると，JATEC™のprimary surveyにて必要な医療行為を行い，呼吸循環を安定化させて，根本治療が行える医療機関に搬送することができ，PTDの減少，社会復帰率の向上につながる。しかし，JATEC™の知識だけでは，現場活動に関して不十分であるため，JPTEC™の知識・技術を習得して，活用することにより効果を発揮できると考える。

【参考文献】
1）JPTEC 協議会：http://www.jptec.jp/
2）JPTEC 協議会編著：JPTEC ガイドブック，へるす出版，東京，2010.

4) JNTEC™

1. はじめに

近年では，JPTEC™やITLSなど，救急処置に特化した救急技術を習得するコースが増えている。

看護師における基礎教育課程では，フィジカルアセスメントなど，患者の身体診察を学ぶ教育方法はあるが，外傷患者の特徴やその重症例を判断するためのフィジカルイグザミネーション（身体診査技法）を習得することは困難とされていた。

JPTEC™やITLSなどの教育コースでは，短時間の履修で外傷患者の初期対応など，専門分野に特化した必要な知識と技術を習得することが可能となる。また教育コースを履修する者が増加することは，救急医療の質，すなわちこれらの教育コースが目指すPTD撲滅に対しても貢献ができることになる。しかし，これらの教育コースは，すべて病院前救護を基本とし，病院内診療をメインで携わる看護師には学ぶところが多い反面，本来，習得すべき救急看護の内容は不足する。

JNTEC™は，病院内の外傷初期診療ガイドラインに準拠した外傷初期看護の過程とその対処方法を学ぶための学習コースであり，本項では，JNTEC™の教育目的とその内容について紹介する。

2. 外傷患者の受け入れと準備

外傷患者の初期治療を迅速かつ円滑に進めるには，搬送されてくる患者の病態や治療処置を予測し，人的・物的資源を最大限に活用できるように準備を整えておく必要がある。受け入れ側の準備に不備があると，一刻を争う緊急処置時に悪影響を及ぼす可能性があるため，外傷初期看護を実践する看護師には，適切な受け入れ準備と第一印象を把握するための知識とスキル習得が必須となる。JNTEC™コースでは，表3-4-1に示した教育目的・目標にもとづき，外傷患者の状態や病態を予測した受け入れ準備の方法，第一印象の把握について，シナリオを通して体験的に習得できるように構成している。また，「短時間に実践する」という時間的観念をもった行動の必要性についても言及している。

実際の学習内容は，以下の3項目を主軸とし，簡潔な講義とデモンストレーションのあと，3つのケースシナリオを用いたロールプレイを行い，スキルの習得を目指している。

1）外傷患者の情報収集と伝達

外傷患者を受け入れる場合，患者の病態予測や初期治療に必要な情報を収集し，医療チームメンバーに正確に伝達するスキルが必要となる。救急隊員からの患者情報の収集・整理と伝達の手段として，MISTを活用することを推奨している（p.119参照）。MISTはJPTEC™

表 3-4-1　JNTEC™ 受け入れ準備の教育目的・目標・学習内容

1. 教育目的	外傷患者の受け入れ準備と第一印象の把握を迅速かつ万全に行うために，必要なスキルを習得する。
2. 教育目標	1) 外傷患者の情報収集と伝達ができる。 2) 情報をもとに病態予測ができる。 3) 外傷患者の初期診療に必要な物品を系統的に準備できる。 4) スタッフの人員調整，他部門への連絡ができる。 5) 第一印象を把握する方法を理解し，実施できる。
3. 学習内容	1) 外傷患者情報の収集と伝達（MIST の活用方法） 2) 病態予測にもとづく予測性・即応性のある準備（病態理解，緊急度と重症度，系統的な準備） 3) 第一印象

でも推奨されており，共通した方法を用いることで相互の情報伝達が円滑かつ短時間で済む。さらに，性別・年齢・病院到着予定時間を聴取し，物品準備に活用する。

2）病態を理解した予測性・即応性のある受け入れ準備

　受け入れ準備をする際，目についたもの，思いついたものから準備するのではなく，外傷患者の診療手順に沿って，感染防御，気道，呼吸，循環，意識，体温というように系統的に考えて，物品を点検しながら準備していく。また，受傷機転，外傷部位，バイタルサインなどの情報から，患者がどのような病態にあるかを予測しながら準備しなければならない。心タンポナーデ，気道閉塞，胸壁動揺，緊張性気胸，開放性気胸，大量血胸は一刻を争う致死的な胸部外傷であり，迅速な緊急処置が必要となる。さらに，患者情報から蘇生処置が必要な緊急性の高い状態なのか，また，集中治療を必要とするような重症度の高い状態かどうかを予測しながら準備を行う。緊急度や重症度を考慮した具体的な準備には，物品準備以外に関連部署への連絡がある。関連部署への連絡では，患者の検査・治療・ケアに関連する放射線部門，手術室，集中治療室などへの事前連絡が円滑な診療につながる。また，年齢（小児，妊婦，高齢者）を考慮した準備も重要であり，患者の発達段階や解剖学的・生理学的特徴に応じた診療材料や器材を準備する。とくにサイズ選択は重要であり，患者の体格，体形に応じられるようにサイズ違いのものを 2～3 つは準備しておくべきである。妊婦に対する準備では，妊娠週数による身体的な特徴や胎児への影響を考慮した対応が必要なため，小児科医，産科医などへの事前連絡が必要となることもある。

3）第一印象の把握

　救急車が到着したら，外傷患者の第一印象を把握するために，看護師は医師とともに患者を迎えに出向くことが望ましい。第一印象は ABCDE の異常（p.99 参照）と外出血の有無・部位について，外傷患者が病院に到着してから初療室に搬入されるまでの 15 秒以内で迅速に把握する。この第一印象を共有することによって，最優先される治療処置が共通認識でき，初療室における適切かつ迅速な処置介助や看護ケアの提供につながる。また，救急隊員から外傷患者の詳細情報を収集し，治療に必要な情報はその都度チームメンバーで共有する。同乗者の有無や家族への連絡状況の確認，所持品の受け渡しなどを行う。

4) JNTEC™

表3-4-2 教育目的と行動目標

教育目的	外傷患者の頸椎保護に留意した体位と移送管理に必要なスキルを習得する。
行動目標	1. 全脊柱固定の除去（アンパッケージング）頸椎カラーの着脱が実施できる。 2. 頸椎カラー除去のタイミング，頭部保持の継続の適応について理解できる。 3. ログロール，フラットリフトが安全に実施できる。 4. 背面観察や衣服除去，所持品管理について理解できる。 5. 移送時の準備，看護師の役割について説明できる。

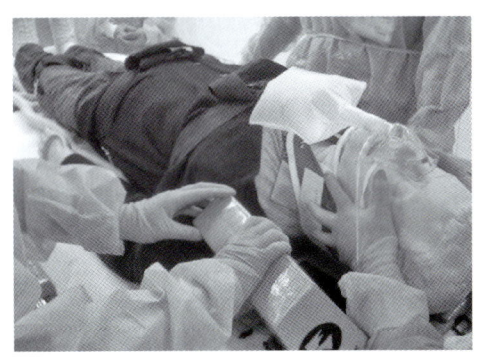

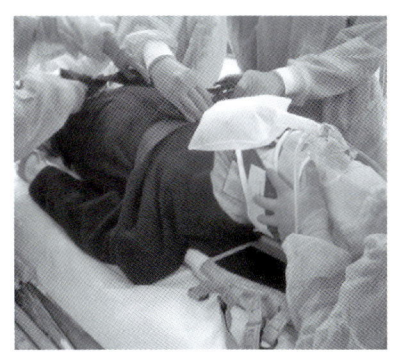

図3-4-1 アンパッケージング

3. 体位と移送管理

　外傷患者に対する脊椎運動制限（spinal motion restriction；SMR）は病院前から標準的に実施されている。病院到着後の外傷初期診療では，全脊柱固定の除去（アンパッケージング）からprimary surveyが始まり，脊髄損傷の解剖学的評価はsecondary surveyで行われる。しかしprimary surveyでは処置に伴う体動や体位調整，止血術のための移動が必要となることもあり，隠れた脊椎・脊髄損傷悪化のリスクが存在する。JNTEC™コースでは，アンパッケージングをはじめとしたSMRに関連するスキルを教育している。

　教育目的と行動目標は表3-4-2のとおりである。

1）教育内容
a）アンパッケージング（図3-4-1）

　primary surveyの進行では適切な順序で迅速かつ安全に全脊柱固定を除去する必要がある。看護師は固定解除の順序だけでなく，ヘッドイモビライザーやベルトのバックルの取り扱い方法，患者説明の意義なども理解しておく必要がある。

　JNTEC™ではアンパッケージング，用手的頭部保持交代と継続の判断，脱衣，モニター装着，酸素切り替えまでを実習し，primary surveyの進行につなげている。

b）頸椎カラーの着脱（図3-4-2）

　primary surveyでは頸部観察時に頸椎カラーの脱着が必要であり，施設によっては救急隊員の頸椎カラーとの交換が必要となる。また，気道管理や頸部外傷に対するアプローチ，装飾品や異物の確認・除去，清潔保持のためにも頸椎カラーの脱着が必要となる。看護師は頸

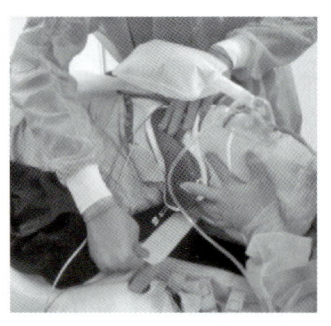

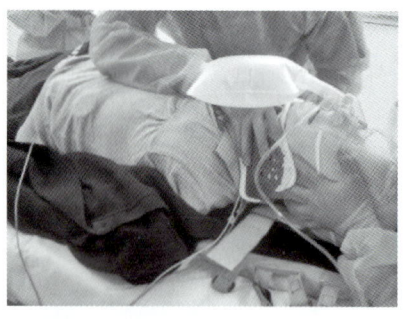

図3-4-2 頸椎カラーの着脱

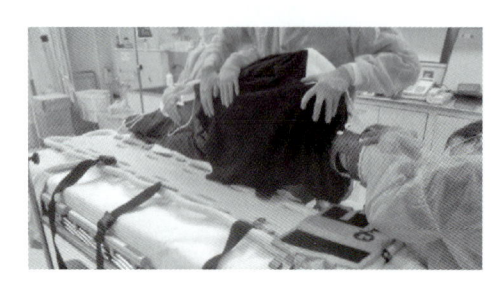

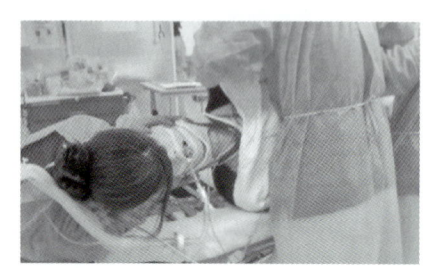

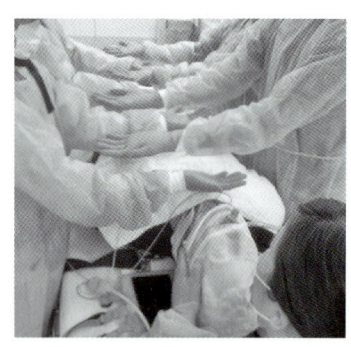

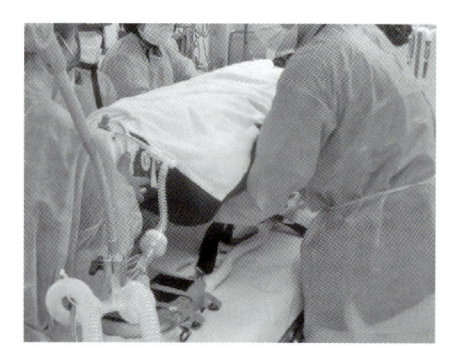

図3-4-3 ログロール,フラットリフト

椎カラーによる固定性の特徴や取り扱い,および解除基準について理解しておく必要がある。

JNTEC™では頭部保持者とコミュニケーションをとり,頸椎カラーを外し,サイズを調節して交換する実習を行っている。

c) ログロール,フラットリフト(図3-4-3)

外傷初期診療では,secondary surveyにおいて,背面外傷や出血源に対するアプローチのために側臥位を必要とする場面がある。また,頭蓋内圧亢進をきたす頭部外傷などでは,嘔吐時に速やかに側臥位をとる必要がある。そして,骨盤骨折や穿通性外傷,循環動態が不安定な場合にはフラットリフトが必要となる。看護師はsecondary surveyにおける背面観察時だけでなく,primary survey中であっても外傷患者の体位をSMRに留意して臨機応変に管理できなければならない。病院到着後のログロールは,狭いストレッチャー上で,ABCの安定化に関連したチューブ,ライン類の挿入下で実施され,循環変動も伴う。ログロール

4) JNTEC™

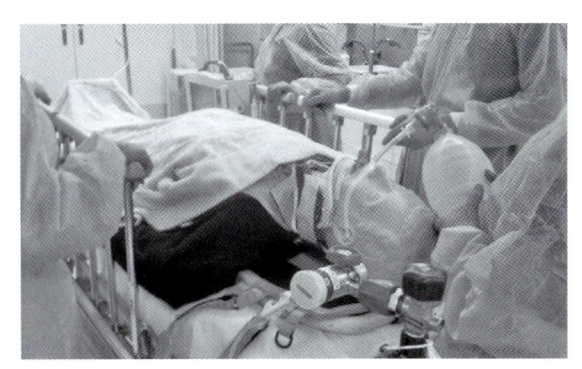

図 3-4-4 移送管理

を安全に実施するためには，手技だけでなく，実施に伴うリスクや前後の観察ポイントを理解しておくことが重要である。さらに背面には患者の所持品が隠れている場合もあり，看護師には SMR だけでなく，さまざまな視点からログロールに伴う安全管理が求められる。

JNTEC™では机やストレッチャー上で，模擬静脈路 2 本を確保した模擬患者（人形）に対するログロールと，所持品を仕込んだ模擬患者（人）でフラットリフトとバックボード除去を実習している。

d）移送管理（図 3-4-4）

primary survey において血管内治療や緊急手術が必要となった場合，施設によってはストレッチャーから透視台へ，あるいは血管造影室や手術室への移動が必要となる。さらに，施設の対応能力によっては転院搬送が必要となる。看護師は緊急度や重症度が高く，さまざまなチューブや医療機器によって管理されている外傷患者を安全に移送できるようトレーニングしておく必要がある。移送管理は primary survey だけでなく，その後の CT 検査や入院先への移動など，外傷患者を安全に管理するために必須のスキルである。

JNTEC™では検査，治療に伴う移動，転院搬送などを想定し，必要となる準備を ABCDEF アプローチ［家族対応（family care；F）］で系統立てて確認し，記録物の管理や患者，家族への説明も医師と分担して行うことなどを，パウチを用いて確認している。

4. 気道・呼吸管理

外傷死亡は，病院前での死亡群（第 1 ピーク），呼吸や出血が原因で 2～3 時間後に死亡する群（第 2 ピーク），多臓器不全などが原因で数日から 2～3 週間で死亡する群（第 3 ピーク）がある。外傷初期診療の目標は第 2 ピークの死亡を防ぐことにある。呼吸が維持されていないことが原因で，初療室で患者が死亡する可能性があり，気道確保と呼吸管理は最優先に行われなければならない。看護師も外傷患者の救命のために，気道と呼吸の評価，診療の介助および気道確保の技術を習得し実践する必要がある。

気道と呼吸管理においては，気道閉塞に対して気道確保と換気を的確に実践すること，呼吸を維持することが困難になる致命的な胸部外傷，病態を primary survey で確認でき，た

表3-4-3 疑われる病態

	所見	疑うべき病態
視診	胸壁の打撲痕,擦過傷	胸腔内損傷
	冷汗,苦悶様顔貌	心タンポナーデ,大量血胸,緊張性気胸
	吸い込み創	開放性気胸
	胸壁奇異運動	フレイルチェスト,気道閉塞
	顔面・頸部の浮腫,点状出血	外傷性窒息
	頸静脈怒張	心タンポナーデ,緊張性気胸,鈍的心損傷
	胸部膨隆	緊張性気胸
	チアノーゼ	胸部外傷を伴う呼吸不全
触診	肋骨・胸骨骨折	胸腔内損傷
	皮下気腫	緊張性気胸・血胸,気管・気管支損傷
	頸動脈,上下肢動脈における脈の左右差	大血管損傷
聴診	呼吸音の減弱ないし消失	気胸,血胸,緊張性気胸
	心音減弱	心タンポナーデ,血胸
	心雑音,血管性雑音	心・大血管損傷
	胸腔内腸雑音	外傷性横隔膜ヘルニア
打診	鼓音	緊張性気胸・血胸
	濁音	血胸

だちに実施すべき処置の介助ができる必要がある。

JNTEC™コースで指導する気道,呼吸管理は,平成18（2006）年に開催されたJNTEC™のテストコースの内容を評価し,看護実践するうえで重要と考えられ,かつ強化する必要がある知識と技術を検討し,抽出したものである。

1）呼吸状態のフィジカルイグザミネーション

　胸部外傷での看護は,致死的な外傷に対していかに迅速に対応できるかが重要である。そのためには受傷機転から予測される外傷を判断し,処置の準備や,症状からのアセスメント能力が必要である。胸腔ドレーン,緊急脱気用針はもとより大量の出血によるショックも予想されるため,輸液や輸血の準備,放射線検査との連絡をとっておく必要がある。また,肌を露出するため,傷病者に対する羞恥心の考慮や痛みに対する対応もが必要である。さらに看護師は事前に高エネルギー外傷を考慮して,酸素投与・気道確保・吸引の準備を事前に行っておく必要がある。気管挿管や緊急外科的気道確保が必要な場合は,それらの介助を即座に行えるような処置環境を整えておく。

　フィジカルイグザミネーションで得た情報からアセスメントし,疑われる病態として表3-4-3がある。具体的なフィジカルイグザミネーションを以下に示す。

　①視診：頸部から胸部にかけてくまなく観る。打撲痕,挫創,胸壁の開放層の有無を観察する。呼吸運動に伴う胸郭の上下が左右対称になっているか,胸壁の奇異運動はないかを観察する。頸部では,頸静脈怒張や気管の偏位など,閉塞性ショックの徴候や,陥没呼吸,頸部呼吸筋を使った努力様呼吸の有無を観察する。

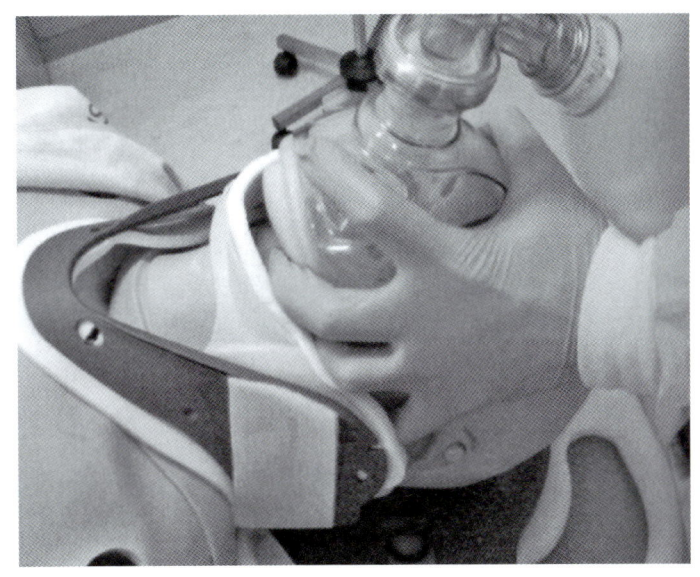

図3-4-5　BVMによる換気

②聴診：呼吸音の性状よりも，減弱・消失の確認が中心となる。一側の呼吸音の減弱・消失は，気胸もしくは，血胸の存在を示す重要な所見である。
③触診：視診と同時に触診を行い，圧痛，皮下気腫，胸壁の動揺を調べる。
④打診：打診による鼓音，濁音は，高度な気胸の判断に有用である。

2) 外傷患者の人工呼吸と呼吸管理・具体的な呼吸管理方法

a) 気道確保を実践したうえでの人工呼吸のテクニック

バッグ・バルブ・マスク（BVM）による換気

用手的気道確保を行いながらBVMによって十分な換気を行うためには，正しい知識・方法を理解し，技術を身につける必要がある。JNTEC™コースでは一人法，二人法の技術を習得する。BVMによる換気は，頸椎カラーを取り外し，下顎挙上法で気道を確保したうえで実施する（図3-4-5）。下顎挙上法は頸椎の動揺が少ないが，頸椎が固定されているわけではないため，頸椎保護のための用手的正中中間位固定法を合わせて習得する。また，気道確保と換気が正しく行われているにもかかわらず，胸郭の動きがみられない場合，あるいはバッグをもむ時に抵抗を感じる場合，緊張性気胸，血胸の可能性があることを説明している。

一人法による換気では，下顎挙上法を行いながら換気ができること，EC法によってマスクを密着させ換気ができること，ただし用手的正中中間位固定法により頸椎を保護する必要があるため，実際には二人法で実施することを学習する。

二人法による換気では，マスクの固定法を学び，用手的正中中間位固定法を行うため，実際には3人で実施することを学習する。

また，その他の具体的な呼吸管理方法（表3-4-4）などを習得させるようにしている。

表 3-4-4　具体的な呼吸管理方法

1．バッグ・バルブ・マスク
2．簡便法による気道確保
1）下顎挙上法（修正法なども含む）
2）顎先挙上法
3．確実な気道確保
1）気管挿管
2）外科的気道確保（輪状甲状靱帯穿刺・切開）
4．人工呼吸
1）徒手換気
2）機械換気
3）人工呼吸中の患者の移動

5．循環管理

　外傷患者の循環障害は，生命維持機能を損ない生命危機に至る1つの要因となる。循環の異常を早期に察知するとともに，循環不全を回避または回復する過程の介助として看護師に必要な知識と技術を学んでいる。

　教育方法は，出血性ショックならびに閉塞性ショックにおける「外傷シナリオ」にもとづいて演習を行う。

1）ショックの認知

　いうまでもなく，血圧低下はショックの後期症状であり，血圧に頼らずショックの前駆状態を把握する。すなわち，橈骨動脈を触れ，脈の触れが弱く，速い脈であるかどうか，皮膚は蒼白・湿潤を認めるか，呼吸は頻呼吸か，非協力的，不穏，虚脱傾向などの意識レベルの変調があるかを認知する。また活動性（動脈性）の出血があるかどうかについて把握する。

a）外出血の止血

　外出血を認めたならば，ただちに直接圧迫止血をする。

b）輸液療法

　太い血管留置針（14～18G）で，2本の末梢静脈ルートを確保する。輸液は39℃に保温した乳酸または酢酸リンゲル液を使用し，成人でまず1～2Lを急速投与する。

　初期輸液療法の評価は，『外傷初期診療ガイドライン JATEC™』[2]にもとづいて，2Lの投与後に行うが，看護師は500mlの輸液交換時にバイタルサインの変化をとらえ，常に医師にフィードバックする。また，初期輸液療法で循環の反応をとらえ，循環障害の重症度を判断する。

c）保　温

　外傷患者は低体温になりやすく，低体温は循環抑制，血管収縮，アシドーシス助長，凝固能異常，電解質異常などをきたしやすい。このため，濡れた衣類などはできるだけ早くに除去し，不必要な露出は避けるとともに，室温や加温した輸液と輸血，体表保温など，早期か

4）JNTEC™

らの保温に努める。

　primary surveyにおける画像診断は，胸部および骨盤のX線撮影により，大量血胸や骨盤骨折の有無，またFAST（p.106参照）で大量血胸や腹腔内出血，心囊液貯留の有無などが検索されるが，その行為が実施されるタイミングやポイントについてシナリオを通して学んでいる。

　シナリオには，大量血胸を医師とともにとらえ，瞬時にその準備ができるとともに，ドレナージ後の出血量の有無によって，輸液の準備や外科的治療の適応の有無などが理解できるよう工夫されている。

2）「切迫するD」

　JNTEC™コースのGCS／「切迫するD」は，primary surveyにおける意識の評価と看護，および診療の流れが理解できることを教育目的としている。そして，講義・演習を通してGCS（Glasgow Coma Scale）を用いて意識レベルの評価ができ，「切迫するD」を認識し，重症度に応じた看護，および診療の流れが理解できることを目標としたコース設定になっている。

　コースを受講する看護師は，事前にDVDを視聴し，eラーニングによる学習を行っている。そのため，コース内の講義では，primary surveyにおける中枢神経系評価の位置づけや，頭部外傷や意識障害がある外傷患者の中枢神経系の評価で必要な知識と観察について，看護師の役割を含めた重要事項を強調している。

a）頭部外傷患者の初期診療の目標

　はじめに，頭部外傷患者の初期診療の目的は，二次性脳損傷を最小限にとどめることであることを説明する。一次性脳損傷が外傷のエネルギーが作用する部位，強さにより決定されるものに対し，二次性脳損傷は受傷後のさまざまな要因により生じる。よって，適切な判断・処置により最小限にとどめることができることや，二次性脳損傷を最小限にとどめるには，気道・呼吸・循環の安定を最優先すること，「切迫するD」を認識し，その対応ができることが重要であることを説明している。

b）「切迫するD」への対応

　患者の中枢神経系を総括した結果，「切迫するD」と判断した場合の対応と，看護師の役割を説明する。患者は，「切迫するD」と判断された場合，診断・治療のために頭部CT撮影が必要となる。しかし，呼吸・循環が不安定な状態で頭部CT撮影を行うことは，二次的脳損傷を助長することになる。そのため，中枢神経系の障害が明らかになった時は，気道・呼吸・循環に立ち返り，呼吸・循環の安定化を図る。この時看護師は，患者の状態に応じてどのような処置が必要になるかを予測し，処置の準備や介助を行う。また，状況によっては看護師が脳外科医への連絡や，放射線科や手術室などの関連部署への連絡を行う。

　そして，primary surveyを総括し，呼吸・循環が安定していることを確認したあとにsecondary surveyへ移り，その最初で頭部CTを撮影する。看護師は，CT室へ移動する準備を行う役割がある。ライン類を整理し，安全な移送をするための配慮や，呼吸や循環が変

化した時に即座に対応できる物品準備を行う必要性を説明する。

c）GCS

外傷初期診療ではGCSを用いて意識レベルの評価を行い，JCS（Japan Coma Scale）では区別できない除脳硬直と除皮質硬直を区別することが可能であることや，重症度分類と予後予想に相関があることを説明している。

d）GCSからみた重症度分類

外傷患者に携わる看護師は，患者の重症度によってその後の対応が異なることを理解している必要があるため，GCSの得点により重症度が分類されていることを説明する。重症患者への対応についてはJNTEC™コースの前半の講義や演習のなかで説明しているため，ここでは中等症と軽症患者についての対応を説明する。そして，外傷患者は時間経過のなかで症状が悪化することがあることや，重症化する危険因子にも触れている。看護師は，患者の情報収集をするなかで危険因子の有無を確認し，患者の状態を把握することも役割であることを説明している。

3）家族対応

JNTEC™コースの「家族対応」は，外傷患者を受け入れる救急外来において，精神的危機状態の家族に速やかに対応し，特殊な環境下への適応を促す援助ができることを目的に構成されている（表3-4-1）。特徴的なのは「限られた時間での対人関係構築に有効なコミュニケーション」の方法として，コミュニケーションスキルの活用を学習する。

a）救急外来における人の認知や心理を配慮した空間づくり

施設によって救急外来の構造はさまざまであり，待機する家族のアメニティが十分でないことが指摘されている。限られた空間のなかで，プライバシーの保護や施設内オリエンテーションを円滑にするために，行動認知や心理を取り入れた工夫をすることを紹介する。

b）救急隊や警察など，公的機関との連携

事故現場では二次災害を防止するため，救急隊（レスキュー隊を含む）と同時に警察が介入している。医療側でも患者の身元確認のため協力を必要とすることが多い。その後警察は，事故処理に必要となる現場確認や事情聴取を行うため，患者家族に接触することや病院側に情報を求めてくる。看護師は患者家族に対するケアと，警察への協力の兼ね合いにおいて苦慮している。また，生活保護法にもとづく急迫保護申請を速やかに必要とする生活弱者も少なくない。救急診療を取り巻く法律の解釈や地域サービスについて情報共有をしている。

c）チーム医療における情報共有と協働

チームとして医師と看護師が，患者家族への説明内容を含む情報共有をすることは重要である。医師が診療に集中している間，電話で家族を呼び出す時や，待機中の家族の要求に応える時に，看護師に任せられる部分は何なのか，協働して対応する部分は何なのかを話し合うように勧めている。

4）外傷初期看護コースのシミュレーションシナリオ

能動的学習法として，ケーススタディ，シミュレーションなどがある。ケーススタディは，

過去の事実をあげて学習するため，現実に起こった情報を収集するためには効果的である。しかし，分析までにとどまるため，事例を知っただけでは問題解決能力育成に限界がある。シミュレーション教育はもっとも現実に近い状況のなかで多くの意思決定をさせることができる。考える場面もより多く設定され，知識，技術，態度の育成を可能とする。これらの利点を考え，コース設計，シナリオを考えて作成している。

外傷初期診療の最大の目標は，PTD回避であるため，PTDの病態をベースにシナリオを作成している。

目標を「外傷初期看護におけるフィジカルアセスメントの実施ができる」と設定した場合，大きくバイタルサインの変化をつけず，一通りprimary surveyが観察できるシナリオとする。また，目標を「バイタルサインと身体所見から情報を分析し，病態の予測と緊急処置の判断ができる」とした場合は，バイタルサインの変化と身体所見の異常を示し，情報の分析，統合，判断ができるシナリオを作成する。

シミュレーターや模擬患者を使用するなど，資機材によって，シナリオの展開方法が変わってくる。シミュレーションを行ううえで，もっとも重要とされるのはfidelity（忠実性）とされている。使用するマネキンが高機能マネキン（high fidelity）と心肺蘇生用のマネキン（low fidelity）でのシナリオの展開では，シナリオの内容は変わらないが，展開方法が変わってくる。外傷初期看護コースでは，心肺蘇生用のマネキンを使用しているため，low fidelityの状況から，臨場感が出るように演出させる必要があり，マネキンに集中させるようにタイミングよく状況付与するなど，ファシリテーターの能力が重要となる。

シナリオの目的，意図するものを把握したうえで，ファシリテートする必要があるため，シナリオの裏に隠れた学習目標は非常に重要となる。

6. おわりに

JNTEC™コースでは，とくに，フィジカルアセスメントの実施と評価，緊急処置の必要性の判断などを指導している。受講生のレディネスを考え，受講生の知識を応用させ，病態を整理し緊急処置の判断をさせる状況を提供し，アセスメント力，臨床的思考の育成にも力を入れている。

今後，各職種の専門性を発揮できる，効率的な医療チームをつくるためにも，臨床現場でのチーム医療について情報収集しながら分析し，リーダシップ，相互支援，コミュニケーションなど，多くの課題もあるが，各職種と連携を図りながら，チームの質を向上させ，PTDを回避させることを目標にさらなる飛躍を遂げる必要がある。

【参考文献】
1）日本救急看護学会監：外傷初期看護ガイドラインJNTEC™，東京，へるす出版，2007，pp217‐219．
2）日本外傷学会，日本救急医学会監，日本外傷学会外傷初期診療ガイドライン改訂第4版編集委員会編：改訂第4版外傷初期診療ガイドラインJATEC™，東京，へるす出版，2013．

3）守田央,吉永和正:災害発生時における医療スタッフの必須技術—その他の救急技術. Emergency Care 2007（Suppl）：180-192.
4）三上剛人:気道確保. Emergency Nursing 2004（Suppl）：99-103.

4章 メディカルコントロール体制

1. 救急医療における病院前医療体制

　救急患者に対する診療は，発症直後から開始され，継続されるのが理想的である。しかし，診療に必要な医療資源の多くが医療施設に集約されているため，迅速なアクセスとその間の応急対策が必要となる。これが病院前医療としての分野である（図4-1）。

　医療機関へのアクセスは，かかりつけ医の有無や本人の希望に沿って決定されることもあるが，重症例ほど救急隊員の判断に委ねられる。また，その間の緊急的な処置については，限定的には医師が直接出向いて診療する場合があるが（病院前診療），多くは有資格者にその行為を委ねることになる（病院前救護）。前者の例としてドクターカーやドクターヘリの運用があり，後者には救急救命士制度がある。救急救命士の誕生をきっかけに，消防機関による救急業務の質を保証する仕組みとしてメディカルコントロール（以下，MC）の構築が不可欠とされるようになった。

1) 病院前診療
a) ドクターカー

　救命救急センターの要件に「ドクターカーを有すること」（救急医療対策事業実施要綱）とあることから，三次救急医療施設やこれに準じる医療機関が運用している。ドクターカーには救急車と同様に傷病者を搬送できるタイプ（救急車型ドクターカー）と，医師や看護師を現場に搬送する目的のタイプ（ラピッドカー）とがある。自施設で救急車型ドクターカーを運用している医療機関もあるが，消防機関と連携して救急車に医療スタッフを乗せる場合，乗用車型ドクターカーとドッキングする場合などがある。通常，交通事故などによる重度外傷例，複数傷病者例，救出困難例の場合やCPAのような重症例に出動することが多いが，ドクターヘリの運航を補完する形で運用されている。詳細は別項（2章「ドクターカー」）を参照されたい。

b) ドクターヘリ

　ドクターヘリとは，救急医療用の医療機器などを装備したヘリコプターであって，救急医療の専門医および看護師が同乗し救急現場などに向かい，現場などから医療機関に搬送するまでの間，患者に救命医療を行うことができる専用ヘリコプターをいう。平成19（2007）年「救急医療用ヘリコプターを用いた救急医療の確保に関する特別措置法」（ドクターヘリ法）

4章 メディカルコントロール体制

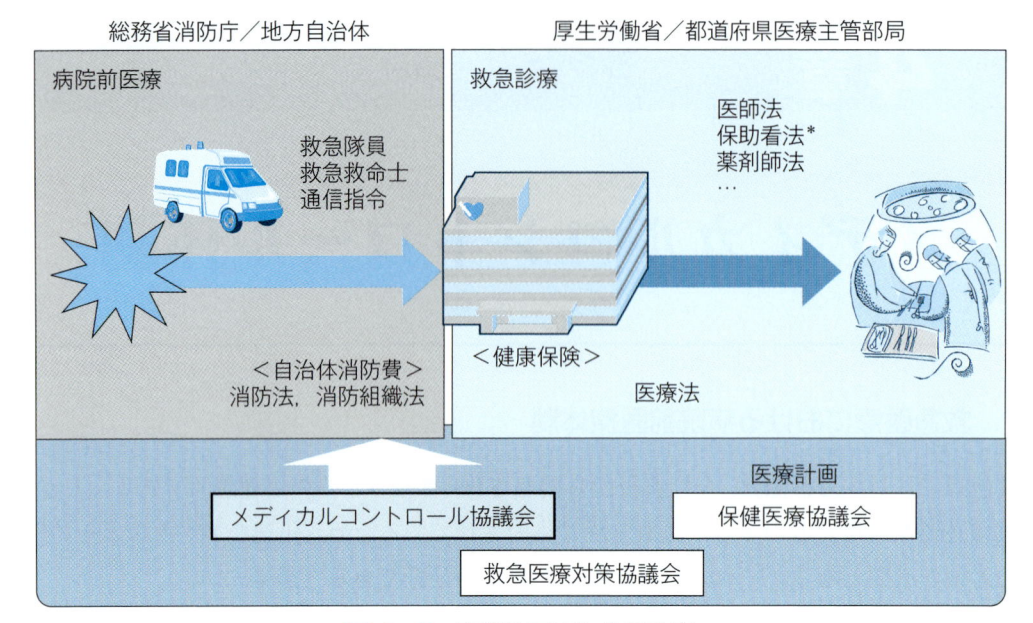

図4-1 病院前医療と救急診療

＊保助看法：保健師助産師看護師法

が制定されたことを契機に急増し，平成24（2012）年6月時点で，全国36都道府県に43機のドクターヘリが運航され，平成23（2011）年度で18,970人の診療を行っている（2013年度ドクターヘリ出動実績）[1]。なお，夜間や悪天候時には運航できないため，ドクターカーと併用しているところが多い。ドクターカー以上に運用に経費がかさむため，通常，道府県や広域連合が事業主体となっている。

2）病院前救護

a）救急隊員と応急手当

搬送の途上で傷病者の状態を悪化させず，安定化を図るためには手当や処置が必要である。救急車に登場する救急隊員には必要な手当が行えるものと期待されているが，医療関係職種としての資格制度はない。救急隊員の行う応急手当については，「消防法」の救急業務の規定を拠り所にしている（表4-1のカッコ内）。具体的には「救急隊員の行う応急処置等の基準」として応急処置の範囲が定められている。その教育は標準課程と称せられ，250時間の学習が義務づけられている。

平成25（2013）年4月1日現在，救急隊員としての資格を有している職員は全国で118,026人であるが，現役で活動している隊員数は60,383人である（表4-2，「平成25年版救急・救助の現況」）[2]。

b）救急救命士制度

病院前救護を専門的に行う医療職として平成3（1991）年に「救急救命士法」が公布され，平成4（1992）年より救急救命士が誕生した。とくに，心肺機能停止状態の傷病者に対して，病院または診療所に搬送されるまでの間に高度な応急処置を行えるように医療関係職種の1

表4-1 消防機関が行う救急業務

消防法第2条第9項
救急業務とは，災害により生じた事故若しくは屋外若しくは公衆の出入する場所において生じた事故（以下この項において「災害による事故等」という。）又は政令で定める場合における災害による事故等に準ずる事故<u>その他の事由</u>で政令で定めるものによる傷病者<u>のうち</u>，医療機関その他の場所へ緊急に搬送する必要があるものを，救急隊によって，医療機関（厚生労働省令で定める医療機関をいう。第七章の二において同じ。）その他の場所に搬送すること<u>（傷病者が医師の管理下に置かれるまでの間において，緊急やむを得ないものとして，応急の手当を行うことを含む。）</u>をいう。

昭和38年の消防法一部改正で第2条に第9項が追加された。その後，昭和61年の改正で下線部分が追加，修正された

表4-2 消防機関による救急業務実施体制（平成25年4月1日現在）

○消防本部数	770本部（単独 466本部，組合 304本部）
○救急業務実施市町村数 　・救急隊数 　・救急隊員数 　・緊急自動車	1,685市町村（790市，735町，160村） 5,004隊 60,383人 6,073台
○救急出動件数（ヘリコプターによる出動を含む）	5,805,701件（平成24年）
○搬送人員（ヘリコプターによる出動を含む）	5,252,827人（平成24年）

（文献2より引用）

表4-3 法で定義されている救急救命処置と救急救命士

第二条　この法律で「救急救命処置」とは，その症状が著しく悪化するおそれがあり，又はその生命が危険な状態にある傷病者（以下この項及び第四十四条第二項において「重度傷病者」という。）が病院又は診療所に搬送されるまでの間に，当該重度傷病者に対して行われる気道の確保，心拍の回復その他の処置であって，当該重度傷病者の症状の著しい悪化を防止し，又はその生命の危険を回避するために緊急に必要なものをいう*。
2　この法律で「救急救命士」とは，厚生労働大臣の免許を受けて，救急救命士の名称を用いて，医師の指示の下に，救急救命処置を行うことを業とする者をいう。
（略）
第四十三条　救急救命士は，保健師助産師看護師法（昭和二十三年法律第二百三号）第三十一条第一項及び第三十二条の規定にかかわらず，診療の補助として救急救命処置を行うことを業とすることができる。
（略）
第四十四条　救急救命士は，医師の具体的な指示を受けなければ，厚生労働省令で定める救急救命処置を行ってはならない。

（救急救命士法　平成3年4月23日交付，最終改訂：平成23年6月24日）
*具体的な処置の範囲は，厚生労働省から「救急救命処置の範囲等について」として示される

つとして生まれた国家資格である（表4-3）。行う行為を「医師法」に抵触しないよう「救急救命処置」と定義し，そのなかでも医師による具体的指示の必要な行為を「特定行為」と呼んでいる（図4-2）。この行為は診療の補助に相当するが，「保健師助産師看護師法」の規定から除外した。

　資格取得者は大半が消防機関所属の救急隊員であるが，看護師，自衛隊の衛生隊員，海上

4章　メディカルコントロール体制

医師の包括的な指示	医師の具体的指示（特定行為）
精神科領域の処置／小児科領域の処置／産婦人科領域の処置／自動体外式除細動器による除細動／自己注射が可能なエピネフリン製剤によるエピネフリン投与／血糖測定器を用いた血糖測定／聴診器の使用による心音・呼吸音の聴取／血圧計の使用による血圧の測定／心電計の使用による心拍動の観察及び心電図伝送／鉗子・吸引器による咽頭・声門上部の異物の除去／経鼻エアウエイによる気道確保／パルスオキシメーターによる血中酸素飽和度の測定／ショックパンツの使用による血圧の保持及び下肢の固定／自動式心マッサージ器の使用による体外式胸骨圧迫心マッサージの施行／特定在宅医療法継続中の傷病者の処置の維持／口腔内の吸引／経口エアウエイによる気道確保／バッグマスクによる人工呼吸／酸素吸入器による酸素投与／気管内チューブを通じた気管吸引／用手法による気道確保／胸骨圧迫／呼気吹き込み法による人工呼吸／圧迫止血／骨折の固定／ハイムリック法および背部叩打法による異物の除去／体温・脈拍・呼吸数・意識状態・顔色の観察／必要な体位の維持，安静の維持，保温	乳酸リンゲル液を用いた静脈路確保のための輸液／食道閉鎖式エアウエイ，ラリンゲアルマスク及び気管内チューブによる気道確保（※）／エピネフリンの投与（※）／乳酸リンゲル液を用いた静脈路確保及び輸液／低血糖発作症例へのブドウ糖溶液の投与

図4-2　救急隊員による応急処置と救急救命士による救急救命処置

救急隊員が行う処置は応急手当と呼ばれ，「消防法第2条第9項」の条文と「救急隊員の行う応急処置等の基準」の通知が根拠となっている。一方，救急救命処置は救急救命士法のもと厚生労働省からの通知文「救急救命処置の範囲等について」で定められている。心肺停止前の特定行為が追加されたことに伴い，救急救命処置が上記のごとく整理された。
（平成4年指第十七号「救急救命処置の範囲等について」　改正：平成26年1月31日　医政指発0131第1号）
※は心肺機能停止状態の患者に対してのみ行うもの

保安庁職員も受験し，第37回国家試験〔平成24（2012）年度〕後での累積合格者総数は49,251人となっている。平成25（2013）年4月1日時点で，救急救命士の資格を有する消防職員数は29,197人，救急隊員数は23,744人であり，救急隊員のうち救急救命士として運用されている数は22,870人である（「平成25年救急・救助の現況」）[2]。

c）メディカルコントロール（MC）体制の必要性

救急救命士の特定行為は当初，心肺停止状態を対象に器具（気管内チューブを除く）を用いた気道確保，除細動，輸液の3点で開始されたが，平成7～9（1995～1997）年頃より，気管挿管の実施，自己判断による除細動の実施など，特定行為の範囲拡大が論じられるようになった。これを実現させるには，医師の積極的な関与が不可欠であり，その制度を米国の救急医療サービスを参考にMC体制として位置づけることになった（表4-4）。平成13（2001）年，MC体制の構築には①常時かつ迅速・適切な指示，指導・助言体制の構築（オンライン），②救急活動の事後検証体制の充実（オフライン），③救急救命士の再教育体制の充実（オフライン），が3本柱であるとして報告書が出された〔平成13（2001）年4月消防庁救急業務

表4-4 メディカルコントロールの定義

> 「メディカルコントロール」とは，救急現場から医療機関へ搬送されるまでの間において，救急救命士等に医行為の実施が委ねられる場合，医行為を医師が指示または指導・助言並びに検証してそれらの医行為の質を保障することを意味するものである。

(文献5より引用)

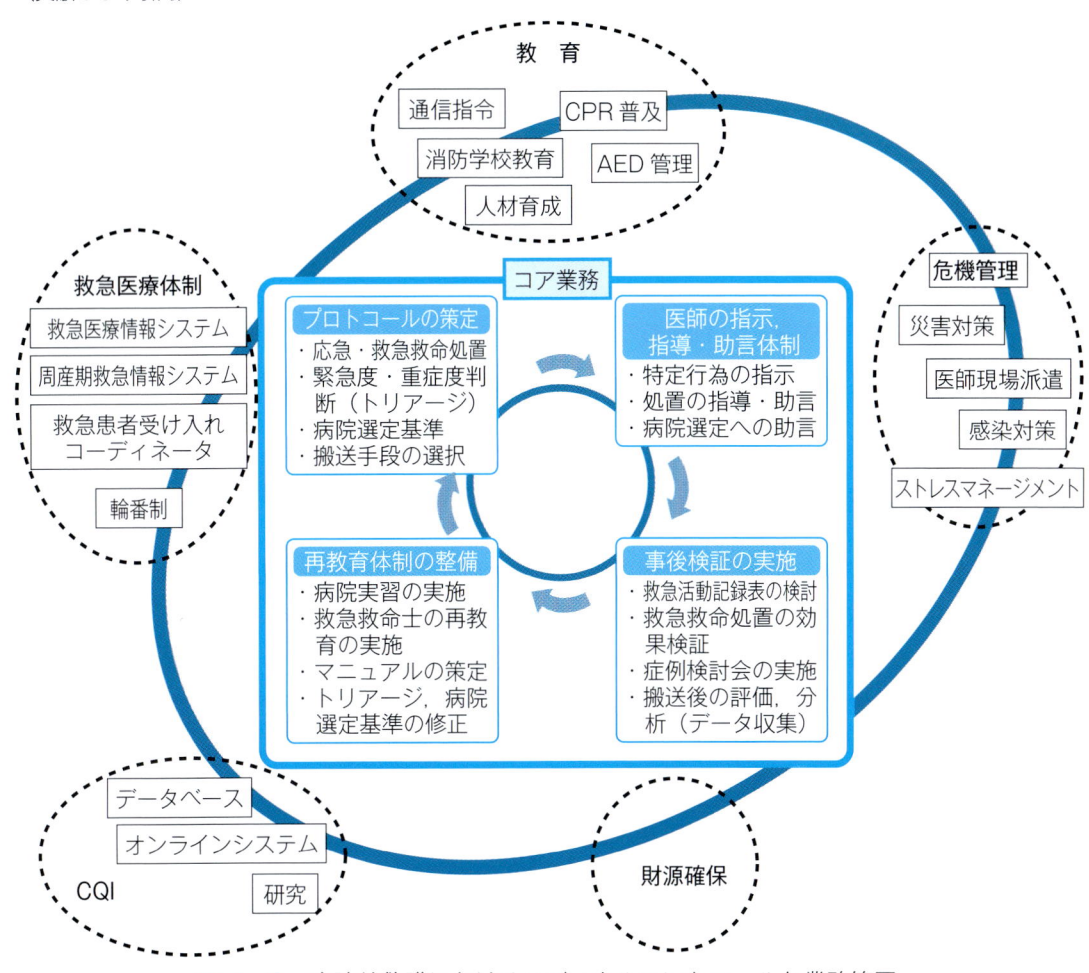

図4-3 病院前救護におけるメディカルコントロールと業務範囲
CQI：continuous quality management, CPR：cardiopulmonary resuscitation,
AED：automated external defibrillator
(文献4より引用)

高度化推進委員会報告書}[3]。これに先立ち重要なのは，事前に行為を指示しておく医師の指示書すなわちプロトコルである。プロトコルの詳細については後述するが，今日，①プロトコルの策定と周知，② on-LMC，③事後検証とフィードバック，④再教育，が MC の中核的な業務となっている（図4-3）[4]。逆に，このような PDCA（plan, do, check, action）サイクルを回転させ，救急隊員の技能，救急業務の質の向上を図ることが MC の使命とされている。

4章 メディカルコントロール体制

平成3年　救急救命士法施行

> 1. 医師の具体的な指示で行うもの（特定行為　具体的指示）
> → 心肺機能停止状態の患者に対してのみ行う
> ・乳酸リンゲル液を用いた静脈路確保のための輸液
> ・ラリンゲアルマスク等の器具による気道確保
> ・半自動式除細動器による除細動（→平成15年まで）

平成15年　「自動体外式除細動器（AED）による除細動」を包括的指示に移行
平成16年　「気管内チューブによる気道確保」（気管挿管）を1.に追加
平成18年　「エピネフリンの投与」を1.に追加
平成21年　「自己注射が可能なエピネフリン製剤によるエピネフリンの投与」を包括的指示に追加
平成23年　「ビデオ硬性挿管用喉頭鏡を用いた気管挿管」を1.に追加
平成25年　「心肺機能停止前の輸液路の確保と輸液」を1.に追加
　　　　　「心肺機能停止前の輸液路の確保とブドウ糖溶液の投与」を1.に追加
　　　　　「心肺機能停止前の血糖値の測定」を包括的指示に追加

図4-4　救急救命士の処置範囲の拡大の経緯

2. 医療関連行為の質の保証

　MC活動については，救急救命士制度誕生当初，前述したように心肺停止状態の傷病者に対する心肺蘇生に焦点が当てられた。その後，処置が追加され，平成26（2014）年には心肺停止前の傷病者に対しても処置行為の項目が拡大された（図4-4）。血糖値の測定が包括的指示で行えるようになり，必要であれば具体的指示の下にブドウ糖溶液の静脈注射が行えるようになった。増悪するショックであれば，輸液負荷も可能となった。これは相対的医行為に相当する行為の委任であり，心肺停止に対する救急救命処置とは異なり，病院前救護が格段に飛躍する可能性を秘めている。

　まず，この判断や行為の質を保証する仕組みとしてのMCのあり方を整理しておく。

1）医師・医療関連職種が行う判断と行為

　現代の医療は，生命科学の進歩と医学関連分野の拡大のため，専門化と細分化を余儀なくされている。このため良質の療養を提供するためには，分化した専門分野を有機的に統合させる必要があり，なかでもそれぞれの専門業務を担う多くの医療関連職種（コメディカル）と医師の連携が不可欠となっている。

　医療関連行為は人体に及ぼす危険性に応じて，Ⅰ：医師の医学的判断と技術が必要なもの，Ⅱ：医師の医学的判断の下に指示があれば有資格者が行えるもの，Ⅲ：医師の医学的判断は必要とせずに有資格者が行えるもの，の3段階に分けることができる（表4-5）。例えば，患者の診察や創傷処置は医師の医学的判断と技術双方が表裏一体となって行われるものであり，医師のみの実施行為となる（Ⅰに相当）。看護師による静脈注射，臨床検査技師による採血，診療放射線技師によるX線撮影などは，その行為が生体に対して一定の侵襲を伴うものの，医師の技術までは必要としないので「医師の指示のもとに有資格者が実施する」行

表4-5 医療関連行為とその実施者

	医療関連行為	実 施	例
I	医師の医学的**判断**および**技術**をもってしなければ人体に危険を及ぼすおそれのある行為	**医師**による実施	診断,薬の処方,手術
II	医師の医学的**判断**をもってしなければ人体に危険を及ぼすおそれのある行為	**医師が指示**し,**有資格者***が実施	看護師による静脈注射,臨床検査技師による採血など
III	傷病者もしくは褥婦に対する療養上の世話	**有資格者***による実施	看護師による介護

*ここでいう有資格者とは,医療関連分野の資格のうち国家資格を有するものを指す

表4-6 病院前救護における医療関連行為と救急救命士

	医療関連行為	実 施	例
II	医師の医学的**判断**をもってしなければ人体に危険を及ぼすおそれのある行為	**医師が指示**し,**有資格者***が実施	気管挿管,静脈路の確保,輸液など
III	傷病者に対する応急処置	**有資格者***による実施	除細動,エピペン使用,血糖値測定など

*ここでいう有資格者とは,医療関連分野の資格のうち国家資格を有するものを指す

為となる(IIに相当)。この場合,行為の必要性を判断するのは医師でなければならない。一方,傷病者もしくは褥婦に対して行う療養上の世話などは医師の指示を必要としないため,看護師などの有資格者自身の判断で実施できる(IIIに相当)。

　施設外にあっても状態の判断や医療関連行為の実施を一般人,救急隊員,救急救命士に委任する仕組みがある。病院前には医師がいないので,病院前救護における医療関連行為の区分けは,医師の医学的判断の下に指示があれば有資格者が行えるもの(II),医師の医学的判断は必要とせずに有資格者が行えるもの(III),の2段階となる(表4-6)。

2) 質を保証する仕組み

　ここでは,「救急救命士に医行為を委任するうえで,その質を医学的に保証する仕組み」について,その概要を説明する。表4-4に示したように,「メディカルコントロールとは救急現場から医療機関へ搬送されるまでの間において,救急救命士等に医行為の実施が委ねられる場合,医行為を医師が指示または指導・助言並びに検証してそれらの医行為の質を保障することを意味するものである」[5]と定義され,その質を保証するには,前述したように,①プロトコルの策定と周知,② on-LMC,③事故検証とフィードバック,④再教育,を行う必要がある。

a) プロトコル策定と周知

　医療機関内では医師が看護師に薬剤の投与など医行為の一部を委任し,代行してもらうことが多い。この場合,個人の病状に応じた指示簿を医師が作成し,看護師はその具体的指示に従って行動する。しかし,病院前救護では医師が存在しない。したがって,病院前救護で医療関連行為を反復・継続して実施するにあたっては医師による事前指示(standing order)が必要となる。これを文書化したものがプロトコルであり,わが国では病院前救護

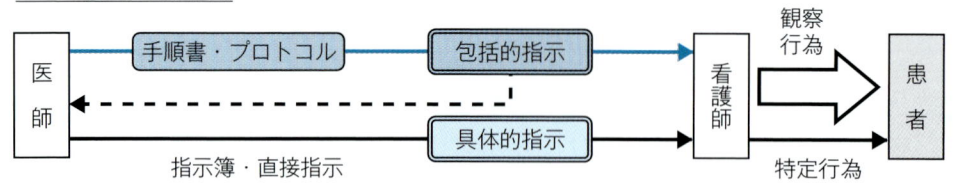

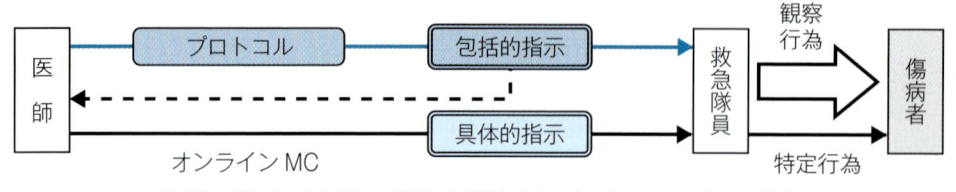

図4-5 特定行為の指示の受け方とプロトコルの位置づけ

における「包括的指示」と呼ばれる。医療施設とは異なり，医師が存在しない病院前救護ではプロトコルに記載された包括的指示に従うのが原則であり，逸脱する場合は直接，指示を受ける。また，前述した特定行為については，個々に直接指示を受けることが義務づけられている。これが「具体的指示」（オンラインMC：on-LMCともいう）である（図4-5）。

プロトコルは地域MC協議会に所属する救急医療に長けた医師が作成するのが原則である。ただし，地域ごとに相違があると現場が混乱するので，国の示すひな形を参考に都道府県単位でプロトコルを統一する場合が多い。作成されたプロトコルは，同地域のすべての救急救命士に周知させないと意味がない。また，on-LMCを行う医師や後述する検証医もまた，地域で使用される各種プロトコルを周知していなければならない。

b）オンラインメディカルコントロール（on-LMC）

特定行為となる救急救命処置を行うには具体的に医師から指示を受けなければならない。通常，救命救急センターを中心とした医療機関がホットラインで医師との迅速な交信に努めている。地域によっては，消防指令室や情報センターに詰めた医師が対応している。on-LMCは，特定行為のみならず，プロトコルを守れない状況や対応が困難な事例に際し，指示，助言を求めなければならない。したがって，on-LMCを担当する医師は救急診療に精通していることに加え，発行されているプロトコルを熟知していることが条件とされる。

c）事後検証とフィードバック

プロトコル対象の事例，重症例および対応困難例を中心に医師が医学的な立場から検討するのが事後検証である。処置拡大に伴う特定行為の症例は検証の対象である。検証では救急救命士の行った観察，処置，記録および病院選定などを傷病者の転帰との関連で検討を加える。特定行為については収容先の外来転帰や診療情報との突き合わせが重要である。個々の事例を対象に救急救命士の判断と行為を検証するのが目的であるが，時に消防機関の業務や医療機関側の対応などの問題が明確になり，その地域の救急医療体制の是正に言及されることがある。検証は，プロトコルに照らして行われるが，検証医による判定の較差をなくすた

めに客観性をもった判断基準が設けられている。

d）再教育

　救急救命士の資質を維持し，技能を向上させるには再教育が行われる。この場合，検証から指摘を受けた問題点のみならず，救急救命処置の各種経験も加味される。一定期間に経験できなかった事例やうまくこなせなかった処置についてもあらためて再教育項目の対象となる。具体的には病院での実習に加え，積極的に学術集会や事例検討会へ参加させたり，ACLSコースやJPTEC™コース（外傷病院前救護の標準）などのoff-the-job trainingを受けさせたりする。

　また，場合によっては，その地域の救急医療体制の改善やプロトコルの修正，追加が必要となる。

3．医療機関選定の質の保証

　本来，救急隊員が行う病院前救護と病院で行われる診療（診察と治療）は法制上，または行政上の仕組みから，まったく異なる組織が行っている（図4-1を参照）。ところが，傷病者（患者）は1人であり，医学的には発症から医療（根本治療など）を受けるまでは一連の過程とみるべきである。したがって，その流れのなかで重症度・緊急度の判断がなされ，病態，予測される治療などの的確に振り分けられ，もっともふさわしい診療科により治療がなされることが理想となる。

　今日，医療機関の診療科が細分化されているため，病状に応じた適切な診療科を選択することは必ずしも容易ではない。日常の診療では，患者は第二，第三の意見を伺うセカンドオピニオンを得ることで適切な医療機関を選ぶことができる。しかし，救急ではこれができない。救急医療の現場では，第三者が判断し，選定しなければならない状況が多い。したがって，救急隊員にこそ，プロとして適切な病院選定の能力が求められる。ER部門で振り分けてくれるため，ともかく決まった病院に搬送さえすればよい地域もあろう（図4-6, A）。しかし，多くの地域では，複数ある医療機関のなかから適切な収容先を選別しなければならない。このため，救急隊員には救急病院におけるトリアージナースや医師並みの洞察力が求められることになる（図4-6, B）。

　病院選定と搬送においても医師の指導，助言が重要である。例えば，「脳梗塞を疑うなら血栓溶解療法が可能な医療施設へ搬送」と指示しても，そもそも救急現場で脳卒中であることをどのようにして判断させるのか，素朴な疑問が生じる。このような基本的な問題を解決するためにさまざまな標準プログラムが提供されている。例えば，一般社団法人日本臨床救急医学会の監修による『改訂PSLSコースガイドブック』とPSLSコースがある[6]。そこでは，脳の虚血や梗塞でみられやすい一般的な症状を習得させる。さらに，脳卒中を強く疑う所見として，「シンシナティ病院前脳卒中スケール」や「倉敷病院前脳卒中スケール」なども学習してもらう。これは脳卒中に対応可能な病院を選定するための観察力を向上させるのに好都合の学習ツールである。同様に，外傷傷病者に対応する標準化の例としてJPTEC™コース

4章　メディカルコントロール体制

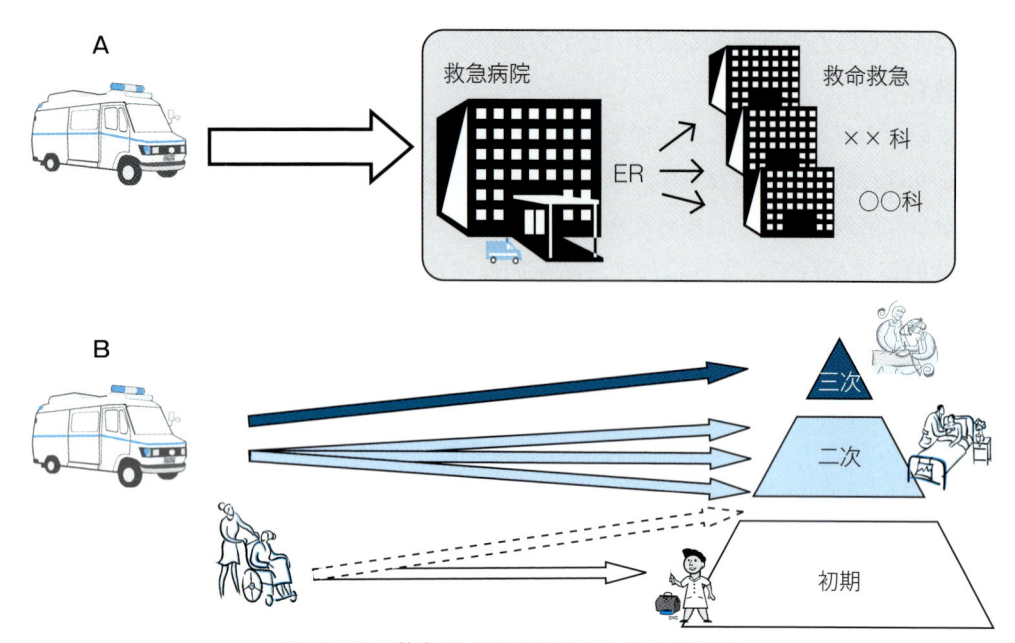

図4-6　救急隊の病院選定とERの類似性

ER部門を有する救急病院では，診察後に適切な診療科に振り分けることができる（A）。しかし，多くの救急病院には診療科に偏りがあり，対応できる重症度にも格差がある。そのため病院前で適切な振り分けが求められる（B）

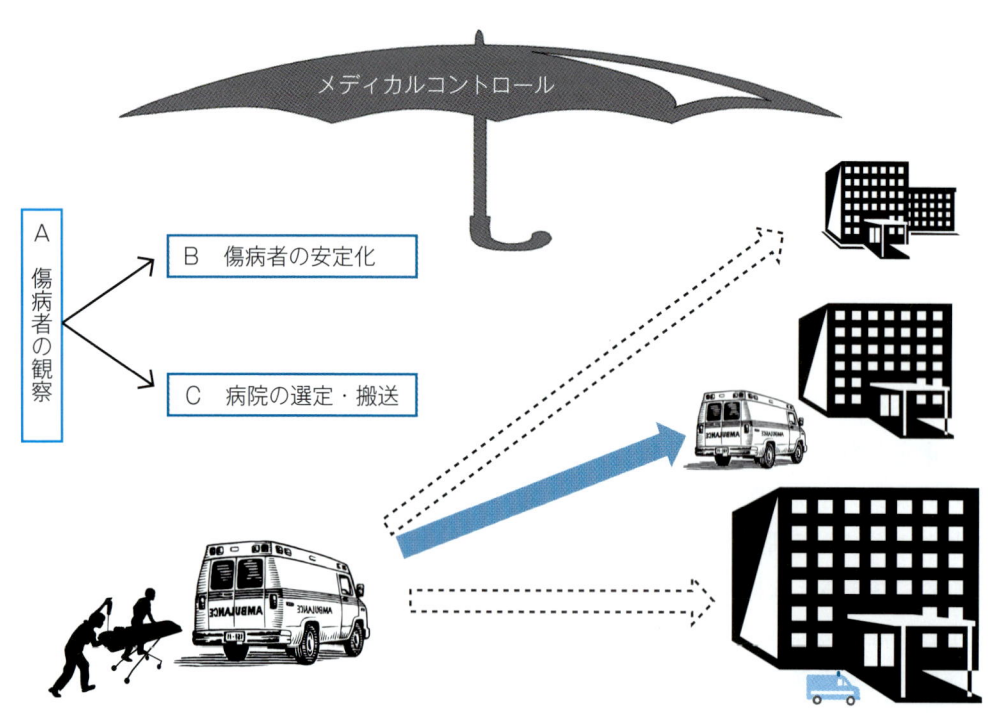

図4-7　救急隊員の使命とメディカルコントロール体制

救急隊員は傷病者の観察を基本（A）に，状態の安定化（B）と適正な病院選定・搬送（C）を行うことを使命とする。これに対して医学的な視点からその質と安全を保障する仕組みをMC体制という

が全国に定着していることは周知の通りである[7]。心肺停止前の処置が拡大されたことにより，今後，ますます心肺停止前の「傷病者の観察」について重要性が増してくる。

　総じて，救急隊員の役割は，傷病者の**正確な観察**をもとに**状態の安定化**を図りつつ，傷病に応じた**医療機関を選定**し，搬送することにある（図4-7）。

4. MC業務の理想像

　現在行われているMCのコア業務をより充実させようとすれば，救急疫学や診療データの集積と分析，危機管理，災害時対応，財源の確保などにかかわっていかざるを得ない（図4-3の周辺分野を参照）。地域の救急医療体制を俯瞰して活動し，病院前医療全体を見据えた業務展開こそが理想的なMC活動といえる。

【参考文献】

1）認定NPO法人救急ヘリ病院ネットワーク編：2013年度ドクターヘリ出動実績．HEM-Netグラフ 2014；32：11．
2）総務省消防庁：救急救助の現況，平成25年度版，2013．
　http://www.fdma.go.jp/neuter/topics/fieldList9_3.html
3）総務省消防庁：救急業務高度化推進委員会報告書の概要（平成13年4月9日），2001．
　http://www.fdma.go.jp/html/new/130409kyukyu.pdf
4）日本救急医学会メディカルコントロール体制検討委員会編，日本救急医学会監：病院前救護におけるメディカルコントロール，へるす出版，東京，2010．
5）厚生省健康政策局指導課：病院前救護体制のあり方に関する検討会報告書（概要）（平成12年5月12日），2000．
　http://www1.mhlw.go.jp/shingi/s0005/s0512-3_10.html
6）脳卒中病院前救護ガイドライン検討委員会編，日本臨床救急医学会監：改訂PSLSコースガイドブック，へるす出版，東京，2009．
7）JPTEC協議会編著：JPTECガイドブック，へるす出版，東京，2010．

5章

ERと総合診療センター

1. はじめに

　救急部（emergency room；ER）は，テレビでもみられるように，軽重症の疾患を含めた総合救急外来である。主に北米（米国，カナダ）で広がり，その多くが「救急医学（emergency medicine）」として存在している。医師は，内科医，小児科医，総合診療医，家庭医などの内科系が中心となって発展した。診療内容は，救急患者の選別（トリアージ），初期診断と初期治療であり，専門治療は，すべて専門各科に任される[1]。

　これに対してわが国の「救急医学（acute medicine）」は，外科系の医師（一般外科医，消化器外科医，脳外科医，整形外科医，麻酔科医など）がチームを組み発展してきた。その目的は，重大な事故による負傷者の手術を含めた専門治療であり，重症負傷者の救命治療である。そのなかには外傷外科学（traumatology），災害医学（disaster medicine），救命治療医学（critical care medicine）などが含まれる。はじまりは重症外傷患者の救命治療であった。

2. 北米型救急医学と日本型救急医学の違い

　このように同じ救急医学であっても北米における「救急医学（emergency medicine）」とわが国の外科系の重症負傷者の救命治療を目的とした「救急医学（acute medicine）」とは内科と外科といってよいほど，大きく異なる。北米型救急医学は，内科・小児科，家庭医のように1人でも診療ができるが，わが国の救急医学は救命救急センターのような大きな施設，設備を必要とし，また多くの医師，看護師がチームを組まなければ診療ができない。もう1つ大きな違いは，北米型救急医学が医学生や研修医の教育を目的に診療をしているのに対し，わが国の救急医学は重症疾患の救命，治療という専門医の養成を目的としている。専門医が行う治療を要求しているのである。表5-1にその違いを示す。もっとも大きな違いは，北米型が内科系で初期診断と初期治療，選別（トリアージ）を目的にし，合わせて医学教育も目的にしているのに対し，日本型救急医学は，外科系重傷疾患の救命という専門治療と救急専門医の養成を目的にしていることである。

　わが国の救急医学が現在混乱を起こしているのは，救急医学が救命のために専門医のチームを必要とするのに，そのなかの誰かが，大学教授や救命救急センターの施設長になると，自分の専門外の診療に関しては，他科の医師に頼まなければ，全科的な救命治療ができない

145

表5-1 北米型救急医学と日本型救急医学の違い

	北米型	日本型
診療医	内科系	外科系
診療形態	初期診療と初期治療，トリアージ	手術を含めた重症疾患の専門治療
目的	卒前・卒後教育	救急専門医の養成
施設	救急部	救命救急センター
対象疾患	全科の疾患	全科の重症疾患
専門診療	各科に送る	手術を含む重症疾患の治療

ことである。そのために同じ救急医学であっても，その教授や施設長の専門性によって，診療内容がまったく異なることである。

3. 日本型救急医学の混乱

　現在わが国の救急医学に大きな混乱を起こしているもう1つの原因になっていることは，厚生労働省や大学専門各科が，今まで重症傷病者の専門治療を救命救急センターで専門医として学んだ救急医に，北米型のER（救急診療）を要求していることである。

　北米型であれ，日本型であれ，大学病院において救急診療を開始するにあたって起こる問題は，救急診療は医学教育上重要であるといいながら，何でも診る総合診療医学や救急医学は専門診療を行っている大学病院には総合診療を行うような診療科は必要ではない，そのような診療科は街の開業医がすればよいことだといって，大学病院から救急医や総合診療内科医を追い出すことである。

　総合臨床医学講座は救急医学講座よりも早く大学病院で開講されたが，現在大学病院に総合臨床医学は影も形もないように思われる。川崎医科大学においても総合臨床医学講座が外科系と内科系の2つの講座に分けて開講されたが，今は1講座しかなく，教授が来てもすぐに辞めてしまう。診断がついたらただちに専門各科に紹介せよ，だからベッドは要らないといって，1床のベッドも渡さない。そして内科研修で必要なすべての教育を総合臨床内科に担わせる。要するに内科の雑用係みたいに取り扱う。これではまともな医師は辞めていく。

　ERを行えという今の救急医学にも同じような状況が大学で起こりつつある。講座ができて医師が来ると，救急医が来たのだから救急患者は24時間すべて救急医学で診療せよ。ただし専門領域は，専門医がいるのだから，専門医に紹介せよ。夜間・休日に当直も宅直も置いていないのに，昼になるとなぜ専門医を呼ばなかったのだ，といって救急医を自分より下の医師として見下す。救急医学の大学教授を辞めた医師（元教授）が，自分を大学病院の門番のように取り扱う，要するに医師として認めていない，といって怒っていたが，このようなことは，全国各地の大学病院で起こっている。筆者が川崎医科大学に赴任した時も，救急部には診療録は要らない，各科に患者を送るのだから各科のカルテを使えばよい，といって救急部の診療録を認めてくれなかった。要するに診療科として認めない，見方を変えると医師にあらずという対応であった。もう1つよく聞く話に，救命救急センターができるので，

教授として着任してほしいといわれたので行ったところ，専門治療は各科で行うのだからと，定員の医師を各科にほとんどとられ，少人数の医師で 24 時間体制の ER を実施せよ，といわれて辞めた教授もいる．

　現在，厚生労働省も専門各科も救急医学，救急医に北米型の「救急医学（emergency medicine）」を求めている．このことが，現在の「救急医学（acute medicine）」の存在を危うくしている．重症疾患の外傷や呼吸不全の傷病者の救命のための専門医として育ったのに，ベッドもない外来で，トリアージと初期診療だけをせよという，専門性のない診療科は大学病院に残ることは非常に難しいのである．ER だけになるとそのうち ER のような医療は開業医がすればよいといって大学から追い出す．救急医学講座や救急医は，北米と同様の救急医を大学から追い出そうとする．結論からいうと，大学各科の本音は，救急医学や救急部は必要だといいながら，専門診療を行う大学病院にはいてほしくないのである．なぜならば，時間に関係なく来院する救急患者は，専門診療を行う各科にとってはいわば邪魔者なのである．しかし，大学病院は専門病院である前に医学・医療を教える教育病院であることを忘れてはならない．

　このことは，外科系の専門医で成り立っているわが国の救急医からすると，われわれも専門医なのに何をいっているのだ，ということになる．わが国の医科大学は，医学教育上必要な総合診療医や救急医学のように何でも診る医師が大学病院にいることを，専門性を崩すといって存在することを好まない．何の専門性もない医学は専門診療を行う大学には要らないということである．だから何でも診るような総合内科医や救急医の存在を認めようとしない．この 2 つの診療科は何でも屋であるがゆえに，専門性に欠けるのである．しかし，大学の医学教育において，とくに本書で述べているような「病院前救急医学」は医学教育上で絶対必要な分野なのである．救急医はこのジレンマの渦中にあり，混乱を起こしているのが，現在の救急医学であると思っている．

　この混乱は，筆者が川崎医科大学において，日本で最初の救急医学講座を昭和 52（1977）年 1 月に開講して以来，今も続いているのが現状である．大学病院も医学教育のシステム上で困っているのも事実だと思われる．とすれば，解決の糸口はどこにあるのだろうか．

　そこで筆者は以下の提案をしたい．

4. 総合臨床医学と救急医学を合体した総合診療センターの創設

　大学で医学として存在するためには，何らかの医学としての専門性がなくては認めてもらえない．総合臨床医学も救急医学も医療を行う医学である．このことからすると大学病院にまず，医療も医学教育上専門医学教育をもった医学であることを認めてもらわなければならない．

　筆者は大学病院に総合診療医学（総合医）と救急医学（救急医）を育て，医学教育に役立つ 1 つの方式として「総合診療センター」の創設を提案したい（図 5-1）．総合診療センターには ER を行う総合診療医学（総合内科医）と救命救急センター（救命治療医学）と救急車

5章　ERと総合診療センター

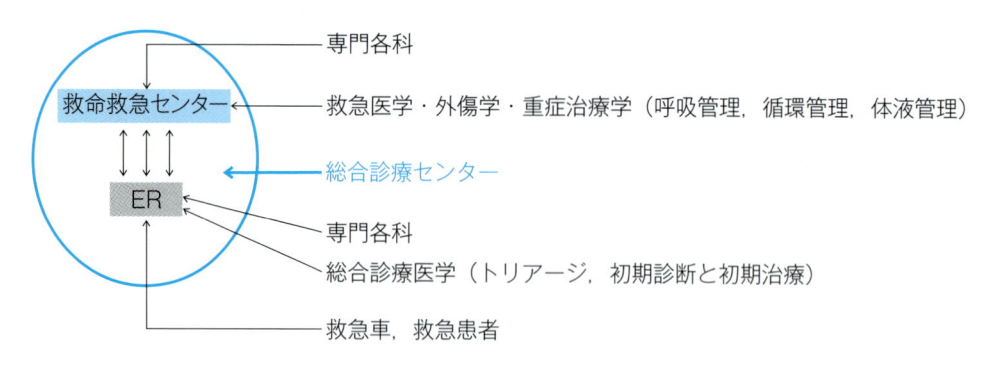

図5-1　総合診療センター

- 救命救急センター
  - 専門各科
  - 救急医学・外傷学・重症治療学（呼吸管理, 循環管理, 体液管理）
- 総合診療センター
- ER
  - 専門各科
  - 総合診療医学（トリアージ, 初期診断と初期治療）
  - 救急車, 救急患者

の受け入れを担当する救急医学（救急医）を配置し, すべての新患をこのセンターで受け入れ, この場所を医学生および研修医の研修（教育）の場にする。要するに大学病院から専門性がないといって嫌われる総合内科医と救急医が役割分担をして総合診療センターを運営するのである。この時, 総合診療医学講座と救急医学講座は, 独立した講座として認められなければならない。この2つの講座は同じようで同じではないのである。どう違うかといえば, 内科と外科の違いである。この2つを合体して1つの講座にしようとしてはならない。この2つの講座はそれぞれの特徴を生かして共栄共存するのである。合体したら医師は集まらないと思う。総合診療センターを, 患者集めと総合医を養成する医学教育の中心的な場所にするのである。専門診療を行う大学病院とは別の組織として総合診療センターを創設するのである。この総合診療センターは, 結果として, ERと救命救急センターが共栄, 共存することになる（図5-1）。このセンターを, 独立したセンターとして病院のなかで位置づけると, その内容がよく理解できると思われる[2]。ERと救命救急センターには, 必要に応じて専門各科が応援を行うことも重要である。

◆ MEMO ◆

総合診療医, 救急医, プライマリーケア医の違い

- プライマリーケア医：傷病者のトリアージ（選別）, 初期診断, 初期治療
- 救急医：重症傷病者の初期診断・治療, 全身管理（呼吸, 循環, 体液）
- 総合診療医：プライマリーケア医と救急医の内容を併せもつ

総合診療医は, 総合診療センターのなかで育つプライマリーケア医の責任者になってもよいし, 救急医の責任者になってもよい。

【参考文献】

1) 福井次矢：臨床研修必修化から10年—当初の意図から外れ「幅広い診療能力」がないがしろに. 日経メディカル 2014；4月号.
2) 小濱啓次編著：新しい救急医療体制の構築. へるす出版, 東京, 2009.

6章 救命救急センターの役割

1. はじめに

1）救命救急センターとは

　昭和 52（1977）年から救急医療機関を初期，二次，三次救急医療機関への階層的整備が始まり，そのなかで，三次救急医療を担う機関として救命救急センターが国と地方自治体との連携のもとに設置されることとなった。これにより，当初は人口 200 万人当たり 1 カ所を目標に設置され，逐次 100 万人当たりとなり，現在では 259 カ所〔平成 25（2013）年 4 月〕が設置されている。約 50 万人当たり 1 カ所が存在することになる。

　救命救急センターは ICU 10 床，救急病棟 20 床，専用手術室，救急専従医，緊急検査室，などの設置にかかる要件が課せられているが，病床数 30 床以下の地域救命救急センターも設置されている。

2）救命救急センターの主な業務

　三次救急医療とは，重症および複数の診療科領域にわたるすべての重篤な救急患者，と定義される。具体的には緊急性・専門性の高い脳卒中，急性心筋梗塞などや，重症外傷などの複数の診療科領域にわたる疾病など，幅広い疾患に対応して，高度な専門的医療を総合的に実施すること，その他の医療機関では対応できない重症患者への医療を担当し，地域の救急患者を最終的に受け入れる役割を果たすこと，とされる。

　これに加えて第三次救急医療機関のうちで，広範囲熱傷，指肢切断，急性中毒を優先的に収容治療する施設として高度救命救急センターが指定されているが，これは現在 27 施設が存在する。

3）救急医療体制

　わが国の救急医療体制を図 6-1 に示すが，医療資源を効率よく，その重症度・緊急度に応じて利用できるように，そのシステムを構築することが必要である。そのためには救急搬送システム，救急情報システム，救急医療システムにより構成されて初めて救急医療体制の機能が発揮できるものである。

4）救命救急センターに求められる役割

　平成 20（2008）年 7 月にまとめられた厚生労働省における「救急医療の今後のあり方に関する検討会」の中間とりまとめのなかで，救命救急センターに求められる機能を以下のよ

6章　救命救急センターの役割

図6-1　わが国の救急医療体制

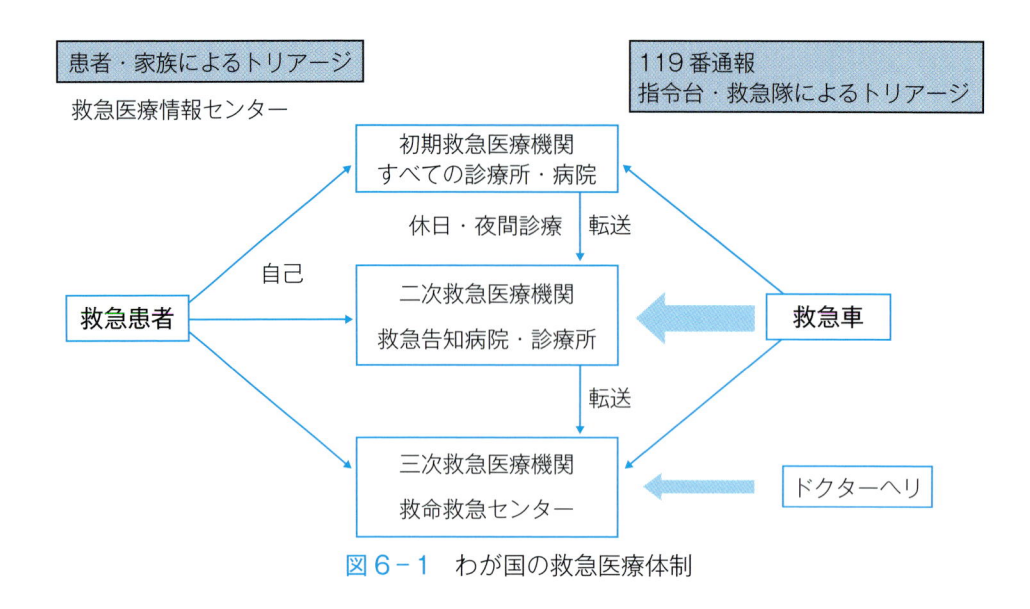

うに定義している。
- 重症・重篤患者にかかる診療機能
- 地域の救急搬送・救急医療体制への支援機能
- 救急医療に関する教育機能
- 災害医療への対応機能

ここではさらに具体的に救命救急センターが担うべき機能について述べる。

2. 救急医療に関する教育機能

　病院内の職員のみならず，地域における，住民，学生，医師，看護師，救急救命士などの医療関係者への救急医療に関する教育・研修において積極的な役割を担わなければならない。地域住民に対する救急蘇生法や救急疾患に関する初期症状などに関する啓発活動を行うことと，また，救命救急センターがその場として提供されるべきと考える。

　救急蘇生，外傷初期対応などを行う救命救急センター処置室や蘇生室，外傷処置室における実地の研修は，当然ながらあらゆる医療職者の教育・研修の場として提供されるべきであることは論をまたない。とくに救急救命士の処置範囲が拡大された現時点では救命救急センターにおける臨床研修の場として大いに活用されるべきである。

3. 診療機能

　地域において発生した救命救急医療が必要と考えられる重症・重篤搬送患者を疾病の種類によらず24時間365日受け入れ，適切な診療を行う。

　搬送・来院後に重症重篤化する患者を的確にトリアージするなど，すべての救急患者に対して適切で質の高い診療を行う。

　そのためには，救命救急センターとしての機能維持に努めなければならない。

救命救急センターのスタッフは病院全体の救急医療体制において中心的な役割を担うことのコンセンサスと，その実力をもつことが大切である。

4. 研究

救命救急センターでは救急医療のあらゆる疾患の重症・重篤な状態を診療する。単なる個々の病態のみならず，その発症原因，要因を含めての検索がなされなければならない。

そのための研究テーマは日常的に遭遇する。社会医学的見地からも含めての研究がなされなければならない。その基本となるのは日々の症例による日々のデータの蓄積と解析である。

今やほとんどの医学部ではその附属病院に救命救急センターを開設している。救急医療の実践・教育の場として大いにその成果がもたらされているところである。それゆえに，医学生の教育・研究をも包括するためには，救急医学講座として教育・研究成果が評価できる体制の確保が求められる。

5. 地域の救急搬送・救急医療体制の支援機能

自施設内のみならず，地域の救急搬送・救急医療体制の質の向上のため，メディカルコントロール体制に関与しなければならない。

地域の救急医療体制の構築，救急医療の質の管理に積極的にその役割を担う。そのためには，ドクターカーやドクターヘリによる病院前救急医療体制の構築にも参加する。

地域の他の医療機関では診療が困難な救急患者について，地域の救急医療の最後の砦として受け入れなければならない。「消防法」に規定される，「救急搬送・受入れに関する協議会」での主導的参加も求められる。

6. へき地・離島医療の支援機能と災害医療対応機能

へき地・離島においては，医療資源が限定される。そのための支援機能は種々の対応策が想起され得るが，救命救急センターにその機能をもたせることは有益とされる。すなわち，広域救急搬送体制の一環とすれば，ドクターヘリや航空機を利用した搬送やITを用いた画像診断などによりその連携が効果的となろう。

災害医療対応機能については，わが国では災害拠点病院が整備され，ほとんどの救命救急センターが災害拠点病院もしくは基幹災害拠点病院の指定を受け，DMATを保有し，多くの大災害ですでに活動している。このように救命救急センターは，災害発生時には院内外の災害医療の中心としての役割を担っている。今後も訓練・研修・新たな機能の開発などのため，その研鑽が継続されねばならない。

7. おわりに

救命救急センターの役割として「救急医療の今後のあり方に関する検討会」の報告が求める4つの機能（前述）を満たすためには，ER型救命医療センターをも包括した藤田保健衛

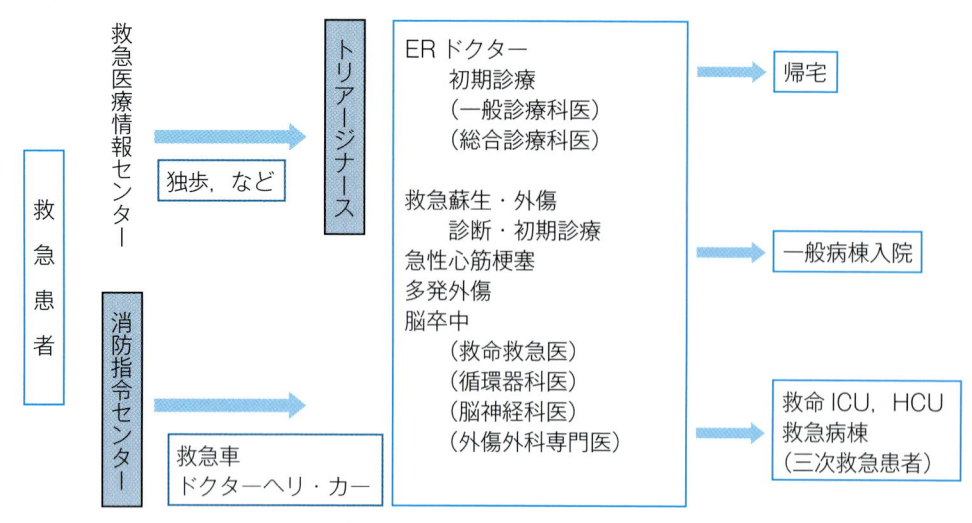

図6-2 包括総合的救命救急センター（仮称）

生大学が実践している「包括総合的救命救急センター（仮称）」の構築に期待したい（図6-2）。

【参考文献】
1) 坂本哲也：救命救急センターの実態と評価についての研究．厚生労働科学研究費補助金（地域医療基盤開発推進研究事業），救急医療体制の推進に関する研究（主任研究者；山本保博），分担研究報告書，2012.
2) 小濱啓次編著：救急医療改革―役割分担，連携，集約化と分散，東京法令出版，東京，2008.

おわりに

　病院前救急診療体制（病院前救護体制）は，これまで長年，救急業務（搬送業務）として消防機関に委ねられてきた。この経緯には，医師は医療機関のなかで患者を診るのが当たり前という医師の固まった考えが，現在も生きているという事実もある。

　病院前における傷病者の救命率の向上を図るために，平成3（1991）年に「救急救命士法」ができたことによって，応急手当が救急救命処置に代わった。このことによって，救急隊員の医療レベルが向上し，救急現場における傷病者への対応が著しく向上したのは事実であるが，同時に業務の拡大（医行為）も行われ，結果として本来の業務である搬送業務における病院収容所要時間が現場での滞在時間が長くなることによって，医療機関への搬送時間が，年々遅くなっている。

　業務の拡大には，おのずから限界がある。6年間医学・医療を学んだ医師と同じ処置，治療を，医師が不在だからといって，病院前において救急救命士にさらなる業務拡大して認めることはできない。

　筆者は度々述べているように，医師が積極的に病院外に出て，傷病者の処置・治療を救急隊員とともに現場で行うことが，傷病者にとっても救急隊員にとっても，もっとも有効な対応と思っている。

　離島・へき地を有する地方の医療機関においては，少ない医療スタッフでありながら，ドクターヘリを運航し，夜間や天候不良の時は，ドクターカーを運行して傷病者の救命に努力している。

　都市部においてもドクターカーの積極的な運用が望まれる。

　「はじめに」でも述べたように，病院前救急医学の領域は，今後救急医学，救急医にとって医学・医療として業務の大きな領域になると思っている。

　本書が若い医師たちにとって，有益な医学書になることを筆者として願っている。

川崎医科大学　名誉教授　　小濱啓次

索 引

〔数字，アルファベット〕

3T　16, 73
12誘導心電図　49
ABCDEアプローチ　98
ABCDEFアプローチ　125
ABCDEの異常　122
ACLS　58, 59, 73, 90
ACLS-EP　60
acute medicine　145
AED　60, 88
ALS　74, 90
ATLS　60
BLS　58, 74, 88
BVM　127
CAG　49
CoSTR　87
CPR　88
critical care medicine　145
CRT　105
CS　27
disaster medicine　145
DMAT　1, 68
emergency medicine　145
emergency room
　→ ER
ER　13, 145
FAST　106
first aid　60
GCS　108, 129
Glasgow Coma Scale
　→ GCS
heart saver　60
HEM-Net　26
high fidelity　131
ICLS　87
ITLS　121
Japan Coma Scale
　→ JCS
JATEC™　50, 73, 97, 118
JCS　130
JDR　79, 81
　──医療チーム　78, 79
　──法　78
JICA　78
JMAT　15, 20, 76
JMAT Ⅱ　76, 77
JMTDR　78
JNTEC™　121
JPTEC™　74, 113, 121
load and go　72, 102, 114, 119
MC体制　10, 136
MIST　102, 121
off-the-job training　110
on-LMC　140
PALS　60
PCI　48
PCPS　48
PKO法　78
primariy survey　50, 98, 123
PTD　113, 121
PTSD　20
rapid assessment　81
secondary survey　98, 123
SMR　123
TAE　106
TAFな開緊，血をみるぞ　115
tertiary survey　101
traumatology　145

〔あ〕

アンパッケージング　123

〔い〕

胃管　109
意識レベル　105
医師同乗体制　38
医師の現場出動　62
一次救命処置　88
医療機関　37
医療圏　30
院外心肺停止　57

〔う〕

運行管理者
　→ CS
運航圏　28
運航時間　63

〔え〕

エアーレスキュー　23

〔お〕

黄金の72時間　80
オーバートリアージ　29, 65
オンラインメディカルコント
　ロール
　→ on-LMC

〔か〕

外傷患者対応　83
外傷外科学　145
外傷初期診療ガイドライン　97
外傷初期診療の戒律　98
開放性気胸　115, 122
患者搬送ルート　27
冠動脈造影
　→ CAG

索 引

カンボジア難民救急医療 78

〔き〕

キーワード方式 29
気管挿管 94
基地病院 27
気道閉塞 115, 122
救急医養成 50
救急医療需要 42
救急医療体制 149
救急医療用ヘリコプター 11
救急救命士 5, 44, 51, 60,
　──制度 133, 134, 138
　──法 6
救急救命処置 135
救急情報センター 12
救急診療 13
救急ステーション 55
救急隊員 62
救急病院等を定める省令 2
救急ヘリコプターの出動基準
　ガイドライン 36
救急ヘリ病院ネットワーク
　→ HEM-Net
救護所や避難所などにおける
　医療 76
急性冠症候群 58
急性心筋梗塞 49
救命救急センター 145, 149
救命治療医学 145
救命の連鎖 88
胸郭外胸部圧迫法 59
胸壁動揺 122
局所災害 31
緊急援助物資 79
経カテーテル的塞栓術
　→ TAE
緊急走行 64
緊張性気胸 115, 122

〔く〕

具体的指示 140

〔け〕

経皮的冠動脈形成術
　→ PCI
経皮的動脈血酸素飽和度 104
経皮的補助心肺装置
　→ PCPS
現場医療手技 69
現場活動 45
現場出動型 54

〔こ〕

広域医療搬送 68
広域運用 33
広域災害 68
高規格救急車 54
高機能マネキン 131
航空法 28
厚生労働省 68
高速道路の事故 30
高濃度酸素投与 59
後方搬送 68
ゴールデンアワー 113
国際協力機構
　→ JICA
国際緊急援助隊
　→ JDR
骨髄路確保 92

〔さ〕

災害医学 15, 145
災害医療 15, 83
災害医療の標準化 73
災害援助体制 79
災害対応 83
災害派遣医療チーム 68

災害発生後の 48 ～ 72 時間
　76
採血 109
挫滅症候群 17, 66, 68
酸素投与 28

〔し〕

シームレス災害支援 81
指揮系統 40
自主運航形式 35
施設間搬送 30
自然災害 15
疾病患者対応 83
社会復帰率 59
重症外傷 49
重症喘息 59
重症度 16
　──評価 97
出動対象 56
出動範囲 55
出動要請 27
　──基準 29, 44
消防機関 37
消防組織 62
情報ネットワーク 70
消防法 1, 36, 134
消防防災ヘリ 35
　──のドクターヘリ的運用
　　　　　　29, 38, 39
静脈路確保 91
初期診断 13
初期治療 13
初期輸液療法 106
除細動 58
事例検討会 29
人為災害 15
心エコー 49
心原性心停止 47
心室細動例 59

155

索 引

心タンポナーデ 115, 122
心肺蘇生 88

〔せ〕

政府組織 78, 80
生命危機の回避 97
声門上気道デバイス 94
セカンドコール 119
脊椎運動制限 123
切迫するD 110, 129
攻めの医療 62
全国消防防災航空隊資料集 38
全脊柱固定の除去 123

〔そ〕

総合診療センター 147
相互応援協定 35
蘇生処置 97

〔た〕

大量血胸 122
多目的ヘリ 35
たらい回し現象 4

〔ち〕

知識・技能コンテスト 83
地方自治体 29
中枢神経障害 99
治療優先 67

〔て〕

ディスパッチ 65
電気ショック 90

〔と〕

統括DMAT登録者 71
東京消防庁航空隊 35

搭乗医師確保に関する協定 38
道路交通法 63
ドクターカー 1, 33, 87, 97, 133
——システム 54
——連絡協議会 61
ドクターヘリ 1, 11, 23, 62, 97, 133
——調査検討委員会 24
——搭乗医師 26
——搭乗看護師 26
——導入 26
——の基地病院数 33
——法 40
——法案 24, 30
特定行為 136
トリアージ 13, 16, 69, 145, 150

〔に〕

二次救命処置 90
日本医師会 76
——災害医療チーム → JMAT
日本型救急医学 145
尿道留置カテーテル 109

〔は〕

バッグ・バルブ・マスク → BVM
阪神・淡路大震災 23, 76

〔ひ〕

東日本大震災 31, 76
被災地支援活動 31
病院外心停止 47
病院間搬送 33, 39, 42
病院車 44

病院前救急診療 62
病院前救護 62, 133, 134
病院前診療 133

〔ふ〕

ファーストコール 119
防ぎ得た外傷死 113
フライトドクター 26, 34
フレイルチェスト 115
プレホスピタルケア 23, 62
プロトコル 137, 139, 140

〔へ〕

へき地医療支援 39
ヘリポート 26

〔ほ〕

ホイスト 35, 39
包括的指示 139
防災ヘリ 35
北米型救急医学 145

〔ま〕

守りの医療 62

〔み〕

民間委託形式 35

〔め〕

メディカルコントロール 50, 60, 136, 140
メディカルラリー 83

〔も〕

模擬患者 83

〔や〕

夜間運航 32
夜間休日の救急医療体制 54

索　引

夜間照明設備　32

〔ゆ〕

有視界飛行　28
輸液ルート確保　28

〔よ〕

要請主義　80

予算措置　34

〔ら〕

ラピッドカー　33, 63

〔り〕

臨時ヘリポート　27

〔ろ〕

ロード＆ゴー
　→ load and go

〔わ〕

ワークステーション方式　33

| JCOPY | 〈(社)出版者著作権管理機構 委託出版物〉 |

　本書の無断複写は著作権法上での例外を除き禁じられています．
複写される場合は，そのつど事前に，下記の許諾を得てください．
(社)出版者著作権管理機構
TEL. 03-3513-6969　FAX. 03-3513-6979　e-mail：info@jcopy.or.jp

病院前救急医学

定価（本体価格 3,600 円＋税）

2014年11月1日　第1版第1刷発行

編　著／小濱　啓次
発行者／長谷川恒夫
発行所／株式会社　へるす出版
　　　　〒164-0001　東京都中野区中野 2−2−3
　　　　Tel. 03 (3384) 8035［販売］　03 (3384) 8177［編集］
　　　　振替 00180-7-175971
　　　　http://www.herusu-shuppan.co.jp
印刷所／永和印刷株式会社

落丁本，乱丁本はお取り替えいたします．　　　　　　〈検印省略〉
©2014, Printed in Japan
ISBN978-4-89269-852-1